CHIRURGIE

ET

BARBERIE

EN BRETAGNE

AVANT LA RÉVOLUTION.

PAR M. LE DOCTEUR G. DE CLOSMADEUC

Chirurgien en chef de l'hôpital civil et militaire de Vannes; — Membre correspondant national de la Société impériale de Chirurgie de Paris; — Membre du Conseil départemental d'hygiène et de salubrité publique; — Membre de la Société polymathique du Morbihan; — Correspondant du Comité de topographie des Gaules au ministère de l'Instruction publique; — Lauréat de l'Institut.

Extrait du Bulletin de la Société polymathique du Morbihan. — 2e Semestre 1868.

VANNES

IMPRIMERIE DE L. GALLES, RUE DE LA PRÉFECTURE.

1869.

CHIRURGIE ET BARBERIE

EN BRETAGNE

AVANT LA RÉVOLUTION.

Il faut maintenant sortir de la ville et de la vicomté de Paris et rechercher comment la chirurgie s'exerçait sur les autres points de la France, histoire qui a bien son importance, bien que jusqu'à présent elle ait été laissée dans un complet oubli.

(MALGAIGNE. — *Introd. aux œuvres d'A. Paré.*)

I

Tout en suivant naguère la piste des anciens apothicaires de la ville de Vannes, il nous est arrivé plus d'une fois de coudoyer les membres d'une corporation moins élevée dans l'échelle sociale, mais qui se recommande à l'attention de l'historien par son originalité d'allures et le rôle qu'elle a joué jusqu'à la Révolution. Dans l'antique hiérarchie, le docteur en médecine, diplômé d'une Université quelconque, ouvre la marche; le maître apothicaire le suit de près pour la variété des connaissances et l'importance des études qui leur sont communes. Leur place est marquée parmi la haute bourgeoisie. Dans quelques provinces même, cela équivaut à la noblesse. Après eux, et à une grande distance, au-dessous de beaucoup de professions mécaniques et sur la limite des métiers, voici un troisième personnage : le chirurgien-barbier.

Les pharmaciens modernes sont les successeurs directs des apothicaires, comme les docteurs en médecine sont les héritiers des anciennes facultés. Pour eux, la Révolution française, qui a changé les institutions, ne l'a pas fait au point de rompre la chaîne qui relie le passé au temps présent.

Quant à l'artiste en chirurgie, tel qu'il existe réellement, sa race est éteinte; mais les antiquaires prendront toujours plaisir à voir grimacer sa joviale figure dans le cadre de fantaisie qu'on lui a préparé.

Qui pourrait le contester? La chirurgie, pendant de longs siècles, n'a été qu'une déshéritée de la science, et, comme une fille maudite, elle a traîné sa honte et sa misère jusqu'au seuil du XIXe siècle, principalement en province. Les universités de France la répudiaient, malgré ses supplications. L'Église en avait horreur et défendait à ses clercs de s'adonner à cet art qui versait le sang humain. L'art chirurgical, confondu avec la barberie, était tout entier livré aux mains d'hommes illettrés, dont la grossièreté n'avait souvent d'égale que l'ignorance, ayant boutique sur rue, des bassins flottants pour enseigne, et dont la pratique journalière consistait autant à manier dextrement le rasoir qu'à panser des blessures.

La chirurgie n'a guère été représentée à Vannes, dans l'ancienne société, que par ces singuliers personnages auxquels il nous faut bien donner le nom de chirurgiens-barbiers, puisqu'ils n'en avaient pas d'autres.

Du reste, soyons indulgents et demandons-nous ce que la science avait fait pour eux. Tandis que chaque siècle apportait avec des découvertes nouvelles un progrès nouveau, et que l'exercice des professions libérales, comme la médecine et la pharmacie, exigeait des études préalables assez étendues et la connaissance de la langue latine, cette langue que parlaient toujours les livres de sciences naturelles, la chirurgie s'enseignait et se recrutait dans la boutique des barbiers, par conséquent dans un milieu peu propre à développer l'amour du travail et l'urbanité des manières. Et cependant, lorsqu'on songe que ce fut dans une de ces boutiques de Bretagne, quelque part comme à Vitré, que débuta celui qui devait être un jour le grand Ambroise Paré, *grand de cœur autant que de génie*, suivant l'expression d'un historien célèbre, on se sent pris d'un saint respect, et on n'aborde cette étude qu'avec la ferme résolution de ne pas être trop sévère, tout en étant vrai et juste.

Dans le principe, les chirurgiens de Bretagne furent taillés sur le même patron que les compagnons barbiers dont Pasquier nous a raconté les débuts modestes; pauvres gens, auxquels la faculté de médecine de Paris faisait payer bien cher le droit toujours contesté d'entendre traduire le latin de Guy de Chauliac en *langue familière et maternelle*. En nous appliquant à débrouiller leur origine, nous avons rencontré à peu de choses près les mêmes physionomies, les mêmes traditions, les mêmes rivalités, et, en définitive, un ensemble d'institutions et de coutumes tombées en oubli, mais curieuses, et qu'il nous plaît de retracer ici.

Disons d'abord qu'aussi loin que nous avons pu remonter, nous avons constaté la séparation tranchée, déjà bien établie en Bretagne, entre les différents corps qui s'occupent de l'art de guérir. A Vannes, comme à Rennes et à Nantes, le médecin et l'apothicaire semblent de tout temps avoir été placés à une telle distance du chirurgien que la confusion des priviléges n'est plus possible. Le collége doctoral commande en maître : saint Luc domine saint Côme, suivant l'expression de Guy-Patin. Le médecin fait sentir sa supériorité au barbier qui lui fait la révérence comme à son seigneur. C'est un docteur qui expose les premières notions d'anatomie à l'apprenti chirurgien. Aux examens pour la maîtrise, c'est un docteur qui préside l'assemblée, et quand le chirurgien est passé maître, c'est encore le docteur qui entretient la clientelle, en prescrivant les saignées, comme c'est lui qui surveille les opérations graves et les expertises judiciaires. S'ils assistent ensemble à la messe solennelle chantée, dans la chapelle des Lices, le jour de la fête de saint Côme et de saint Damien, il ne paraît pas que les médecins poussent la familiarité jusqu'à daigner suivre les chirurgiens-barbiers dans la salle du festin.

Les chirurgiens-barbiers dans la ville de Vannes étaient en grand nombre. Tous avaient boutique sur rue avec devanture et étal. Leur enseigne se balançait au vent, ornée de bassins métalliques, et une ligature rouge, emblème de la saignée traditionnelle, flottait en guise de banderolle. Je ne sache pas que ces bassins aient jamais été remplacés par des boîtes d'argent fleurdelysées et des bannières à l'instar des chirurgiens de la confrérie de Saint-Côme de Paris. Les chirurgiens en robe n'ont jamais été connus à Vannes. A vrai dire, il n'y eut jamais que des barbiers-chirurgiens, *barbitonsores-chirurgi*. Nous avons recueilli les noms, les adresses et jusqu'aux plus petits détails concernant les praticiens qui ont exercé à Vannes pendant le XVIIe et le XVIIIe siècle. Rien n'est plus facile, avec les documents que nous avons sous les yeux, de se représenter la boutique de nos maîtres chirurgiens.

Cette boutique de chirurgien-barbier, ouverte à tout venant, reconnaissable à ses bassins jaunes qui pendaient au-dessus de la porte, ne différait guères des boutiques des petits coiffeurs de nos jours, et je soupçonne fort plusieurs perruquiers de Vannes de travailler dans l'officine de nos anciens chirurgiens. En face de l'église Saint-Patern, voyez cette maison construite en bois, avec pignon sur la rue ; c'est là qu'était la boutique de Jehan Querio, maître chirurgien-barbier sous Louis XIV. Quelques années avant la révolution, le maître chirurgien Parseille l'habitait. Aujourd'hui encore, les choses sont restées en place. La devanture a conservé ses carreaux étroits, et l'enseigne de perruquier avec ses bassins la distingue des maisons voisines.

Dans la boutique du maître chirurgien-barbier d'il y a cent ans, vous auriez vu, vers le point du jour, nombreuse et bruyante compagnie. Des malades encore à jeun entrent et demandent qu'on les saigne. Le maître chirurgien, les manches retroussées, et tenant une lancette grain d'orge entre le pouce et l'index, donne une leçon de pratique à ses apprentis et aux fraters. Le patient est assis et roule dans la main un long bâton garni de velours qui appuie par terre. Toute à l'heure, l'opérateur ambidextre échangera la lancette contre un rasoir et fera la barbe. Puis c'est un blessé qui vient réclamer un pansement. Les ustensiles du chirurgien-barbier sont là étalés sous les yeux dans des montres vitrées, ou même simplement rangés sur le dressoir ou pendus au mur : les plats à barbe à côté des poëlettes à oreilles pour recevoir le sang, les scalpels pour trancher dans le vif, les cornets et les flammettes pour ventouser, *les feuilles de myrthe* pour nettoyer les plaies ; *les aiguilles courbes* servant aux sutures, *les couteaux* et *les scies* à amputation. Voici les instruments destinés à l'avulsion des dents : *un poussoir*, *deux daviers*, *un bec de corbeau*, *un pied de biche*, *une langue de carpe*, et *ces redoutables policans* qu'il faut savoir bien manier, sinon *on ne peut faillir*, dit Ambroise Paré, *à jetter trois dents hors de la bouche et laisser la mauvaise.* Aperçoit-on dans un coin une boîte d'outils dont la pièce principale ressemble à un villebrequin de serrurier ? C'est l'attirail du trépan, le pont aux ânes de l'ancienne chirurgie. Avant Desault, la trépanisation du crâne était une opération usuelle, à tel point qu'il n'y aurait rien d'exagéré à prétendre que le plus modeste chirurgien de Vannes la pratiquait plus souvent à lui seul, que ne le font aujourd'hui tous les chirurgiens de la capitale ensemble.

C'est dans ce milieu que le jeune homme qui se destine à la profession fera ses premières armes, apprenti d'abord, puis serviteur chirurgien. S'il a le bonheur d'avoir commencé et achevé son apprentissage sous l'œil paternel, en un mot s'il est fils de chirurgien-barbier, son père le prendra un jour à part, lui adressera une courte allocution sur les avantages de la pratique et la nécessité de faire le tour de France, et lui remettant trois écus de six livres et une paire de rasoirs, il lui souhaitera, en l'embrassant, la santé, l'amour de l'étude et la bonne humeur, avec espérance de le revoir bientôt aspirant à la maîtrise. Le jeune homme partira aussi à l'exemple du fils Boulo de La Roche-Bernard, qui racontait ces détails à nos grand'-mères, il ira de ville en ville, servant chez les maîtres, les aidant dans leurs opérations manuelles, rasant le client et le saignant tour-à-tour, pansant les plaies, recueillant sur son chemin des leçons d'expérience et une ample moisson de recettes pour mille maux, apprenant le savoir-vivre et le savoir-faire, et revenant enfin au pays natal, plus vieux de quelques années, pour y confectionner le *chef-d'œuvre*, passer maître à son tour, et succéder à ses aïeux dans la boutique héréditaire, à l'enseigne des bassins pendants.

Le voilà maître chirurgien-barbier de la ville, faubourgs, et ressort du présidial de Vannes, membre de la confrérie, appelé lui-même à donner des leçons et à faire subir des examens; bientôt chirurgien *juré aux rapports* et peut-être avec les années, si Dieu lui prête la vie, il sera lieutenant du premier chirurgien du roi, et un des respectables prévôts de la communauté.

Et malgré tout, il ne sera jamais qu'un chirurgien-barbier. Le médecin le tiendra à distance, le marchand apothicaire, qui lit couramment le latin et mène de front l'étude des humanités et des sciences naturelles, lui défendra d'approcher de ses domaines, d'administrer des remèdes internes, et de ce nombre il spécifiera les clystères. Le chirurgien n'aura pas le droit d'avoir chez lui des *chevrettes*. On lui contestera le titre de bourgeois, et ce sera une exception quand il lui sera donné de jouer un rôle actif dans l'administration de la cité. Le peuple par dérision l'appellera graisseur d'emplâtre. Que dis-je? Dans le public on ne fera pas toujours la différence entre lui et l'infime perruquier. Des ordonnances et des édits royaux contribueront à perpétuer la confusion. O honte! sans souci de sa dignité, il lui arrivera plus d'une fois de descendre jusqu'à empiéter sur les droits de son rival. Le portrait n'est pas flatté, j'en conviens; mais qu'y faire? j'ai promis d'écrire de l'histoire et je tiendrai parole.

II.

L'art de chirurgie et de barberie. — Son enseignement. — Les examens; le chef-d'œuvre; la maîtrise; les épices; la collation.

La communauté des maîtres chirurgiens de la ville, faubourgs et ressort du présidial de Vannes, instituée sous le patronage de Saint-Côme et de Saint-Damien, se retrouve toute formée dans nos plus anciennes archives. Il faudrait remonter très haut dans le moyen-âge et disposer de documents qui ont disparu pour y fixer son origine, et de là suivre sa trace jusqu'au XVIIe siècle.

Nous n'avons pas le texte des statuts primitifs de la corporation, mais nous avons pu néanmoins nous en faire une idée à l'aide des manuscrits épars dans les archives administratives, dans les registres de la commune et des hôpitaux, voire même dans les dossiers empruntés aux archives judiciaires de notre pays. Nous avons lieu de croire que les statuts des chirurgiens-barbiers de Vannes, que nous rapporterons tout-à-l'heure sous la date de 1694, ne sont que la copie, légèrement modifiée, des statuts plus anciens de la corporation. Ils ont, de plus, une grande analogie avec la plupart de ceux qui régissaient la chirurgie dans les autres villes de la province.

La première question qui se présente est celle-ci : à quelles conditions et par quels degrés gagnait-on la maîtrise de chirurgien-barbier en Bretagne ? En d'autres termes, quelles épreuves devait-on traverser pour acquérir le droit d'ouvrir boutique et d'exercer le métier ?

Jusqu'au XVIe siècle les priviléges de la chirurgie sont réglés par des ordonnances de police et des sentences judiciaires. En Bretagne, les chirurgiens et les barbiers ne font qu'un, comme le métier qu'ils exercent. Ceux qui aspirent à passer l'examen de maître doivent servir pendant un certain temps *dans la maison de l'ouvroir* de chacun des maîtres de la ville, et y faire le chef-d'œuvre. Le chef-d'œuvre consistait sans doute, au XVIe siècle, à savoir « bien mouiller et rère suffisament à » dict d'ouvrier, bien peigner, rongnier et fouiller une barbe, laquelle » est aucune fois nécessaire à gens haittiez et malades, faire fer de lan- » cettes convenables à seigner, et avoir la congnoissance de toutes les » vainnes qui sont au corps humain, et les causes pourquoy on les » doist seigner, et avec ce avoir la congnaissance de congnoître se on a » seigné un artère au lieu de vainne....., de congnoître aussy le » temps convenables auxdicts seignées et quelles vainnes se doibvent » seigner par conseil de médecine, et lesquelz non, et quelz gens sont » convenables à seigner, et lesquelz non. »

Il paraît qu'à cette époque l'opération de la phlébotomie était l'œuvre capitale des compagnons barbiers, et qu'ils en étaient prodigues ; car nous voyons les échevins des villes se préoccuper en maintes circonstances de la destination du sang humain qu'on répandait dans les boutiques de barberie. Défense est faite plusieurs fois d'exposer le sang au regard des passants, ou de le jeter dans le ruisseau. Chose inouïe, l'échevinage de Rheims est obligé de défendre aux barbiers *de nourrir aucuns pourceaux en leur hostel ne ailleurs*. On rougit de deviner pourquoi cette recommandation.

Avant le XVIIe siècle, nous avons, pour nous guider dans les recherches, les sentences des juridictions et les arrêts du parlement de Bretagne.

1547. — Arrêt du parlement de Rennes qui décide que les barbiers et chirurgiens « seront examinez par les maistres dudit métier, non » suspects aux parties.....; qu'ils feroient chef-d'œuvre qui seroit » visité, presens le juge et le procureur du roy, sans salaire ; et sur le

» refus desdits maistres barbiers et chirurgiens, et en cas de suffisance » seront reçus par lesdits officiers ; et defense de s'ingérer audit mé- » tier autrement. »

1562. — Un garçon chirurgien de Vannes avait été condamné par le présidial à cesser ses travaux de chirurgie chez une veuve, jusqu'à ce qu'il ait été examiné et trouvé capable par les maîtres. Il y eut appel, et la cour de Rennes, réformant la sentence, arrêta que celui qui exerce la chirurgie *sous la franchise d'une veuve n'est pas tenu de souffrir examen.*

1577. — En feuilletant les recueils d'arrêt du parlement de Bretagne, je lis un arrêt curieux de la cour, au sujet de la médecine, qui nous reporte aux beaux jours de la chicane scolastique....., « Ordonne que » Bertran de Courèges, prétendant être médecin, apportera attestation » de sa capacité de quelque université fameuse, et qu'il soutiendra » conclusion en l'art de médecine, qu'il fera attascher aux lieux pu- » blics de cette ville, contre lesquelz seront reçuz à disputter tous ceux » qui disputter voudront ; auxquellez disputations prendra un docteur » fameux et pratiquant en une des villes de ce royaume autre que » de ladite ville de Nantes. » (Arrêt du parlement de Bretagne, 16 septembre 1557).

1562. — Les chirurgiens de Rennes s'opposent à ce qu'un certain Raoullet Gourdeau lève boutique et exerce la chirurgie. Ils l'obligent même à subir les examens. *Il n'est pas trouvé capable pour la doctrine, mais bien seigner, et faire barbe.*

Sur ce, M. le sénéchal lui permet *faire barbes et seignées de l'ordonnance de médecin.* Appel des maîtres-chirurgiens contre cette décision. Le parlement de Bretagne intervient par un arrêt qui donne le droit à Gourdeau *de tenir boutique de barbier, faire seignée n présence de médecins ; mais lui fait défence d'avoir chez lui emplâtres, unguens et instruments de chirurgie, et d'en user jusqu'à ce qu'il soit trouvé capable.* (Arrêt du 13 août 1562). Depuis, *ledit Rouallet Gourdeau fut passé maistre, et trouvé suffisant audit estat.*

1566. — Règlement des chirurgiens et des barbiers. *Les barbiers feront chef-d'œuvre, tel qu'il est requis pour faire barbe et cheveux. Les chirurgiens seront examinez par les maistres chirurgiens de la ville.* (Arrêt du 27 mars 1566).

1568. — L'obligation de fabriquer des lancettes et des rasoirs, en guise de chef-d'œuvre, finit de bonne heure à tomber en désuétude en Bretagne. Les maîtres-chirurgiens durent éprouver une première répugnance à se servir du marteau et de la lime ; et, à mesure qu'ils grandissaient en importance, ils repoussaient comme indigne d'eux, tout ce qui, dans l'examen, les assimilait aux maréchaux ferrants.

Le Parlement de Bretagne eut en 1568 l'occasion de se prononcer sur la matière en établissant, par un arrêt, les conditions de réception à la maîtrise, *avec deffense, qu'aucun soit receu en l'estat et exercice de chirurgie que premier il n'ait, par devant médecins experts, faict chef-d'œuvre qui est une anatomie généralle ou particulière du corps humain, sans être tenu de la fabrication de lancettes et rasoirs ou autres ferremens.* (Arrêt, octobre 1568.)

1610.—Arrêt du Parlement de Rennes, qui maintient le droit d'exercice de la chirurgie et de la barberie en faveur d'un praticien, bien qu'il n'ait jamais fait le chef-d'œuvre, et qu'il ne soit pas reçu maître; par ce seul motif qu'il est dans le métier et connu depuis plus de vingt ans; sans toutefois qu'il puisse s'attribuer la qualité de maître chirurgien, *et à la charge aux cures importantes de prendre l'advis des maistres chirurgiens.* (Arrêt, 1er juillet 1610.)

1613. — En vertu des statuts des maîtres chirurgiens de Rennes, aucun apprenti ne devait être admis à l'examen, sans qu'au préalable il ait justifié d'un stage de deux ans chez les maîtres de la ville. Guillaume Pallemont prétendait passer maîtrise, arguant que durant deux années il avait tenu la boutique d'une veuve.

La corporation s'opposait à la réception, disant que ces deux années de service chez une veuve ne pouvaient équivaloir aux deux ans obligatoires de service chez un maître chirurgien, attendu que les statuts veulent que l'apprenti puisse être enseigné, *rendu expert et pratiquer leçons et opérations sous l'œil du maître*, toutes choses qu'on n'a jamais appris dans la boutique d'une femme *qui n'est capable d'enseigner non plus que d'apprendre la chirurgie.* La Cour passa outre, débouta les demandeurs et donna gain de cause à l'aspirant. (Arrêt, Parlement, 1613.)

Au XVIIe siècle, le passage à la maîtrise et l'exercice de la profession sont réglés d'après ces décisions émanées de la jurisprudence du Parlement de Bretagne. Pour arriver au grade de maître, il faut toujours avoir été apprenti, puis garçon chirurgien; apporter à l'appui des certificats de service, subir des examens sur la dissection et les opérations manuelles, et faire le chef-d'œuvre. C'est dans ces conditions que nous retrouvons la chirurgie à Vannes sous le règne de Louis XIV. Lorsqu'un jeune garçon, après son tour de France, revient au pays de ses pères, et aspire à être nommé compagnon et maître chirurgien-barbier, voici ce que nos archives nous apprennent sur la marche qui lui est tracée par les règlements.

L'aspirant à la maîtrise, qui n'est encore qu'un frater, adresse une supplique respectueuse à M. le sénéchal de Vannes. Il exhibe à l'appui les certificats des différents chirurgiens-barbiers de France chez lesquels il a travaillé, et termine humblement en disant *qu'il désire, soubz les bons plaisirs de M. le sénéchal, ouvrir boutique pour travailler et servir le publiq;* en conséquence il demande que M. le lieutenant général de police de Vannes veuille bien en donner avis à la corporation et convoquer les maîtres, à l'effet de procéder aux examens et à la confection du chef-d'œuvre.

Les certificats de stage ressemblent tous à celui-ci, que je transcris textuellement.

« Je soubsigne et confesse Eustache Nicolas, maistre chirurgien juré
» à Montpellier, paroisse Sainte-Anne, que Antoine Cognecut, du lieu
» de Pouzols, diocèse de Béziers en Langdoc, a fait son apprentissage
» de chirurgie chez moy à Montpellier, pour le temps de deux années
» qui ont commencé le trentiesme octobre mil six cent septante trois,
» et fini le trentiesme dudit mois 1675, duquel apprentissage je le
» quitte et promets ne luy en jamais rien mender, ayant esté payé et
» satisfaict par ledit Barthélemy Cognecut son père; en foi de quoy
» me suis signé, NICOLAS.

» Légalisé par le juge magistral en la sénéchaussée, 1675. »

(Nous retrouvons ce Cognecut passant bientôt la maîtrise à Vannes, et s'y établissant en qualité de chirurgien-barbier.)

Au préalable, M. le lieutenant de police ordonne une enquête tendant à établir la bonne vie et mœurs du suppliant. Ce sont le plus ordinairement trois notables de Vannes qui attestent, sous la foi du serment, qu'ils connaissent l'aspirant, et qu'il est incapable de *faire aucune action dérogeante au caractère d'un homme d'honneur*. Un discret ecclésiastique, qui est souvent le curé de la paroisse de Saint-Pierre et le confesseur du suppliant, jurera, *la main ad pectus*, que son paroissien *est de bonnes vie et mœurs, conversation et relligion catholique, apostolique et romaine, l'ayant vu fréquenter les sacrements, entendre la parole de Dieu, assister au service divin et faire les autres actions de bon chrestien.*

Toutes ces pièces sont déposées entre les mains de M. le prévôt de la communauté et examinées en assemblée générale. Les épreuves vont commencer. Jour est donné à l'aspirant pour comparoir devant les juges naturels, des affiches sont placardées à la porte de la maison commune (hôtel-de-ville) où l'examen a lieu, par ordre de M. le Sénéchal, et en présence de M. le procureur du roi. Le président est un docteur en médecine, agrégé au collége des médecins de la ville de Vannes et conseiller royal. Tous les maîtres chirurgiens de la ville et faubourgs sont examinateurs. Au besoin, M. le sénéchal convoquera ceux d'une ville voisine, Auray par exemple.

S'il ne s'agit pas de conférer la maîtrise à un aspirant qui n'a d'autre ambition que de lever boutique dans une bourgade et d'exercer à la campagne, il suffit à la rigueur de deux maîtres chirurgiens jurés présents à la réception, et la teneur du diplôme spécifiera des limites au droit d'exercice. Pour donner un exemple, citons *les lettres de maîtrise* accordées le 12 juin 1677 au sieur Pierre Lemezet, qui s'établit chirurgien-barbier dans la ville de Rochefort-en-terre.

« Nous soubsignants maistres Pierre Bernard, sieur de Lignières, » docteur en médecine, aggrégé au collége des médecins de Vennes, » médecin juré ordinaire de la Cour, maistre Pierre Guilho et François Doby, tous deux maistres chirurgiens de cette ville de Vennes, » y résidants; veu la requeste de Pierre Lemezet.... tendant à ce que » depuis environ huit ans continuellement jusqu'à ce jour il exerce » l'art de chirurgie en qualité d'apprantif et serviteur chirurgyen, et » désirant enfin s'establir en la ville de Rochefort ou autres lieux de la » campaigne. Certifions, en conséquence, avoir interrogé ledit Pierre » Lemezet et avoir procédé aux examens ordinaires, tant sur les » générallités que sur le particulier de la chirurgye et opérations d'y- » celle, auxquelles interrogations et questions ledit Lemezet nous » ayant répondu à suffire, certifions que ledit Lemezet est capable » d'exercer l'art de chirurgye en la ville de Rochefort, parce que ledit » Lemezet, en cas qu'il veuille cy-après s'establir en cette ville de » Vennes, s'oblige de subir emplement les examens par devant tous » les maistres chirurgyens de cette ville; selon les statuts en leur » forme et teneur, selon la coutume, sans que le présent acte luy » puisse servir en aucune façon..... — De plus, à la condition que » ledit Lemezet n'entreprendra aucune opération de conséquence où il » va de la vye et dans les opérations périlleuses de chirurgie, sans au » préalable y appeler bon conseil soit de médecin ou chirurgyens à ce » intelligents, telles que sont les oppérations de l'empyesme, du tré- » pan, de litotomye et autres semblables, et conformément à l'usance » des villes royales de la province; et enfin à condition que ledit » Lemezet prestera le serment devant M. le sénéchal de Vannes de se » comporter fidellement en l'exercice de l'art de chirurgye, auxquelles » nous l'admettons aux conditions susdittes par les présentes.

» Vennes, 12 juin 1677.

» Signé : Bernard; Doby; Guilho; Lemezet. »

Réception à maîtrise de Thomas Trouëssard.

Les lettres de maîtrise octroyées à Thomas Trouëssard, en l'année 1681, sont rédigées sur le même modèle. L'assemblée des juges déclare qu'il « a esté examiné pendant l'espace de plus de deux heures » et demie tant sur les particularitez que généralitez de chirurgye, » a très bien respondu aux questions quy luy ont esté proposées. » En conséquence on l'admet à faire le chef-d'œuvre, « scavoir l'opération » de trépan, celle de l'empyesme et de la seignée de la salvatelle. »

Réception d'Antoine Cognecut.

Maître Antoine Cognecut, dont nous avons déjà cité le nom, fut reçu quelques années après Trouëssard; et sa réception se fit avec un certain retentissement. Cognecut était étranger à la Bretagne; il était né dans le diocèse de Béziers, et on n'était pas pressé de lui fixer l'époque de l'examen. L'aspirant, dont l'apprentissage s'était fait à Montpellier, avait pu profiter des meilleurs leçons et entendre des docteurs de la faculté commenter la chirurgie de Guy de Chauliac.

Le lieutenant de police assigna les maîtres chirurgiens; et bon gré mal gré les épreuves commencèrent en présence de M. le procureur du roi et d'un juge. Antoine Cognecut répondit à merveille, le procès-verbal en fait foi, et incontinent on lui proposa pour chef-d'œuvre « scavoir la dissection du grand pied qui veult dire de la cuisse, jambe » et pied, l'opération de l'empyesme et l'application du trépan. »

Si je comprends bien cette expression : *grand pied*, nos barbiers devaient considérer l'homme comme ayant, ainsi que le chien, quatre pattes ou pieds; le membre supérieur était le petit pied, par opposition au *grand pied* membre inférieur.

L'acte probatoire, signé d'un docteur en médecine et de huit maîtres chirurgiens, s'exprime ainsi : « Ayant obtenu un corps et » faict ses préparations pour le chef-d'œuvre, pourquoy il auroit » fait assembler dans un jardin estant derrière la garenne de cette » ville, paroisse de Saint-Patern, où se rendirent les sieurs Dulattay, Doby, Leppaud, Trouëssart, Vary, etc., etc., tous maistres » chirurgiens pour l'examiner sur son chef-d'œuvre, sur la maladye » ou absence des autres anticns maistres, pourquoy nous avons requis » vouloir descendre au jardin en compagnie de M. le procureur du » roy.... ce que nous luy avons accordé, et descendu au jardin où » estoient les sieurs Quérarmel, Dulattay, Doby, Lepicier, Trouëssart, » Vary, etc., etc., et un corps estant estendu sur une table, dont la dissection est faict du pied, de la jambe et de la cuisse; et ayant faict » ledit Cognecut, en présence des cy-devants nommés, l'explication et » demonstration de la dissection du grand pied, costé dextre, lequel » a esté démontré et expliqué suivant les règles de l'art, et a pertinamment respondu aux questions qui lui ont esté faites. »

Le lendemain de cette première épreuve, nouvelle réunion des examinateurs, à midi, dans le jardin de la Garenne, pour continuer les exercices du chef-d'œuvre. L'aspirant Cognecut subit un interrogatoire sur l'opération du trépan et celle de l'empiesme. On lui adresse des questions « sur la nature des maladyes qui imposent la nécessité de » l'une ou l'autre opération touchant les causes, signes et manière » d'opérer. » Chacun des maîtres chirurgiens fait des objections. Enfin Cognecut, qui a répondu à tout d'une façon satisfaisante, s'empare des instruments et pratique devant ses juges les deux opérations dont « il s'acquitte conformément aux règles et principes de l'art. »

La série des épreuves est close. On fait *retirer l'aspirant*. Le président recueille les voix, et, à *l'unanimité des suffrages*, Antoine Cognecut est déclaré *capable et admis à l'exercice de chirurgie*, avec cette condition restrictive néanmoins que les deux premières années il ne pourra pratiquer *aucune opération de conséquence sans y appeler un ou plusieurs des maîtres chirurgyens*.

Les difficultés étaient grandes pour la confection du chef-d'œuvre en chirurgie. Comment se procurer des cadavres? L'opinion publique mettait au nombre des sacriléges toutes ces opérations *post-mortem*. Ce n'était souvent qu'en cachette et au prix de mille dangers que l'aspirant parvenait à fournir à l'examen une portion de cadavre exhumé pendant la nuit par les soins d'un fossoyeur auquel on le payait chèrement. Ou bien encore on achetait au bourreau le corps de quelque supplicié roué ou pendu sur la place du Grand-Marché de Vannes. Ces difficultés amenaient des retards et des ajournements sans fin, sans compter ceux qu'y apportaient les chirurgiens jaloux de toute concurrence nouvelle, montrant quelquefois tout le mauvais vouloir possible, et allant jusqu'à forcer le lieutenant général de police à lancer contre eux des assignations.

En l'année 1679, un nommé Gabriel Sauton, chirurgien à Locminé, se décide à changer de résidence, et vient lever boutique à Vannes. Grand émoi parmi le corps des maîtres chirurgiens-barbiers. Sauton adresse sa supplique à M. le sénéchal. Il argue de sa longue pratique et de ses succès à Locminé, *et n'estimant pas que les corps des hommes de la campagne soient autrement composéz que ceux de Vennes*, il sollicite l'autorisation de faire le chef-d'œuvre devant les chirurgiens assemblés. Après mille et une contrariétés, l'aspirant comparait à l'examen, et reçoit pour chef-d'œuvre *la dissection du bras, l'opération du trépan et l'amputation de la jambe*.

Une première fois, on se réunit dans la tour *proche et joignant la maison de M. Quéramprat, conseiller à la cour*. L'aspirant n'ayant pu se procurer de *subjet*, l'assemblée se sépara.

Un autre jour on se retrouve à l'Hôtel-Dieu, non loin de Saint-Patern, dans une des chambres de l'hôpital. Le candidat Sauton s'avance, portant dans une serviette un bras d'un *homme roué* par le bourreau. Le procès-verbal de la séance marque que ce bras est *cadavéreux, puant et fétide de manière qu'il n'est pas possible d'en approcher.*

Nonobstant, le pauvre Sauton, qui redoute un nouvel ajournement, fait acte de bravoure et offre de procéder à la dissection. Le jury s'y oppose, et l'épreuve est remise à un autre jour. Cette fois, Sauton n'a pas encore de sujet; mais il a *une teste de veau toute fraiche sur laquelle, à défaut de patians*, il pratique l'opération du trépan.

Ce n'est que longtemps après, qu'un cadavre ayant été disponible à l'hôpital, Gabriel Sauton eut l'honneur de terminer son chef-d'œuvre par la dissection du bras et l'amputation de la jambe, et fut définivement admis dans le giron de la compagnie.

Ces détails suffiront pour expliquer le sens de certaines expressions qui reviennent souvent dans le texte des procès-verbaux authentiques de réception à la maîtrise de chirurgie. C'est toujours *à défaut de patient ou de subjet*, qu'on pratique le trépan sur une tête de veau, et l'opération de l'empyesme sur le thorax d'un chien ou autre animal : *experientia in anima vili.* Cette coutume, née de la nécessité, n'appartient pas en propre à la ville de Vannes. La même chose a lieu, à cette époque, dans toutes les corporations de chirurgiens de province. Les registres du collége Saint-Côme, de Paris, nous offriraient, si nous les avions, des exemples d'opérations semblables, la faculté de médecine disputant toujours aux chirurgiens le droit de disposer des cadavres.

La dernière épreuve, et la plus décisive, était ce qu'on nommait *la semaine des seignées.* L'aspirant s'installait, pendant huit jours, chez un des maîtres désigné par le sort, et là, il faisait acte d'habileté dans les deux opérations journalières de la saignée et de la barbe.

Les examens terminés, et les lettres de réception signées par les juges, le récipiendaire fait sa visite, conduit par le chirurgien juré en charge, chez M. le sénéchal, devant lequel il prête serment. La sentence de réception à maîtrise est rendue. Le récipiendaire en reçoit une expédition dûment légalisée et conçue en ces termes :

» Veu les pièces, certificats, requeste....., Nous lieutenant général
» de police de Vennes...., nous avons pris et reçeu le serment de Jan
» Querio de se bien fidellement comporter dans l'art de chirurgyen-
» barbier en ceste ville de Vennes et dépendances; lui avons permis
» de s'establir en ladite ville et *d'y tenir boutique ouverte, enseigne et*
» *bassins pendants*, pour y exercer en qualité de maistre chirurgyen
» dans l'art de chirurgye et faire les fonctions y attribuées, et de jouir
» des droits, honneurs, franchises, comme les autres maistres chirur-

» gyens, avec deffense à toutes personnes de l'y troubler, sous les » peines qui y eschéent. »

Si on se rappelle ce que nous avons raconté des maîtres apothicaires de Vannes, le couronnement de la maîtrise était représenté par un festin que le nouveau venu dans la compagnie offrait à ses juges. Les chirurgiens-barbiers ne manquaient pas à la coutume. Un banquet, désigné sous le nom de collation, réunissait dans la soirée, à la même table, tous les membres de la communauté. Le maître ne manquait jamais d'orner la salle du festin de guirlandes de fleurs. Cette collation dégénéra souvent en véritable orgie, et, comme nous en donnerons la preuve, les libations amenèrent les plus regrettables désordres.

Indépendamment de la collation nocturne offerte à MM. les examinateurs, le récipiendaire leur devait des épices; encore une vieille coutume à laquelle nos pères tenaient beaucoup. Pasquier vous dira que, dans la confrérie de Saint-Côme, celui qui passait maître était tenu *de bailler à chaque docteur en chirurgie un bonnet doublé teint d'escarlate et des gants doublés violets ayant bordure et houpe de soye*, et dans la suite on y ajouta des jetons d'argent.

A Vannes, la coutume existait; mais ses exigences étaient moins dispendieuses. Nos pauvres petits chirurgiens-barbiers n'auraient eu que faire de ces objets de luxe, bons tout au plus pour les chirurgiens en robe. Le récipiendaire devait simplement présenter à chacun de ses maîtres, *un ou deux pains de sucre. Ce droit du sucre* finit même plus tard par se transformer en une rétribution métallique, comme le prouve une sentence du présidial de Vannes rendue en 1657, voici dans quelle occasion.

Les maîtres chirurgiens de Vannes avaient eu à examiner un certain Ignace Hamard, aspirant à la maîtrise. Des soupçons s'élevèrent contre les examinateurs, qui auraient, paraît-il, touché une somme d'argent de la main à la main, dans une intention facile à comprendre. Les bruits en allèrent jusqu'aux oreilles de M. le procureur du roi, et le présidial fut saisi de l'affaire. Les parties plaidèrent avec animation, et rien n'est plus curieux que de voir le nouveau compagnon chirurgien, obligé de confesser qu'il avait effectivement payé dix livres à chacun des cinq maîtres qu'il avait eus pour juges, mais soutenant qu'il ne l'avait fait que pour se soumettre à la coutume qui voulait que les cinquante livres représentassent le *droit de pain de sucre* personnellement. Il se récriait fort contre l'accusation indirecte qu'on lui adressait d'avoir corrompu les examinateurs.

A l'audience, Ignace Hamard, assisté de son avocat, conteste énergiquement « avoir donné auchune chose pour moienner sa maîtrise, » ains au contraire qu'il n'a peu y parvenir que par sa capacitée et

» après toutes les diffuges, ruses et retardementz y apportez par les » maistres chyrurgiens de cette ville, ainsin qu'il est notoire à un » chacun, et demeure d'accord que pour les divertissementz desdits » maîtres chyrurgiens, au nombre de cinq, et en forme de pain de » sucre et suyvant la forme ordinaire, il a déposé entre les mains de » Thomazo, maistre chyrurgien, la somme de cinquante livres qui est » à chascun dix livres. »

Quand l'affaire fut invoquée devant MM. les juges, dans la salle d'audience du présidial, deux maîtres chirurgiens, Daniellet et Guilho, avaient eu des remords et s'était empressé de restituer à Ignace Hamard les écus qu'ils en avaient reçus. Les trois autres ne paraissaient pas disposés à suivre cet exemple. Le tribunal, après avoir entendu les plaidoieries, jugea la coutume du sucre immorale, défendit qu'à l'avenir les chirurgiens de Vannes exigeassent rien pour la réception des aspirants à la maîtrise, et condamna les trois maîtres récalcitrans, à restituer les sommes empochées.

« De quoy le siége, les gens du roy ouys et lesdittes parties, a fait » deffense à l'advenir aux maistres chirurgiens de cette ville de prendre » auchun denier ni autres choses au subject de l'examen et reception » des aspirans à la maîtrise dudit art, et auxdits aspirans de leur » donner auchune chose pour ce subject, sur les peines portées par » l'ordonnance, et a permis audit Hamard de faire appeler de jour à » autre les trois autres maîtres chirurgiens en restitution de ce qu'ils » ont tousché et sans depens de l'action, ce qui est dict en dernier » ressort. » (Sentence du présidial, 12 juillet 1657.)

Cette sentence du présidial de Vannes, rendue en plein XVIIe siècle, paraîtra exorbitante. Elle frappait au cœur un antique usage, que les corporations chérissaient et que les autorités étaient habituées à respecter. Eh quoi! auraient pu plaider les défenseurs de la coutume, sommes-nous donc coupables, quand nous ne faisons que suivre l'exemple de l'illustre Faculté de médecine de Paris, notre docte et tendre mère, *alma mater*, qui n'a jamais cru déroger en établissant que chaque réception implique l'obligation des cadeaux! N'a-t-elle pas décrété, en 1502, qu'à chaque *signetum* il serait donné à chacun des maîtres ou docteurs *deux pains de sucre et deux quarts de vin*? plus tard, en 1508, *six pains de sucre et six quarts de vin*? et, plus tard encore, ce droit du sucre n'a-t-il pas été remplacé par une redevance métallique, rendue obligatoire sans préjudice des autres dépenses du paranymphe? Enfin, même dans les écoles de haute théologie, la licence n'entraînait-elle pas toujours le droit aux vins et aux épices!!!

Le lendemain du banquet confraternel où l'on fêtait la bienvenue du nouveau maître à ses frais, celui-ci s'installait dans sa boutique, suspendait sur la rue son enseigne flottante et ses bassins, et commençait l'exercice du métier. A partir de ce jour, il était maître chirurgien-barbier, praticien et membre de la communauté des maîtres chirurgiens de la ville, faubourgs, banlieue et ressort du présidial de Vannes.

Il devait assister désormais avec voix délibérative aux assemblées de la confrérie. Il était libre de prendre des apprentis et des serviteurs auxquels il allait pouvoir enseigner l'anatomie du corps humain et les manœuvres spéciales qu'on appelait les tours de maître. A son tour et suivant l'ordre de réception à la maîtrise, il était tenu de faire le service des pauvres malades de l'Hôtel-Dieu pendant six mois de l'année. En outre, tous les premiers lundis du mois, à une heure de relevée, il se rendait à l'hôpital où il trouvait la compagnie au grand complet. Le chirurgien de service présentait les malades intéressants, et les maîtres réunis en consultation discouraient sur le mal et les moyens de le guérir.

Le chirurgien de service « sera tenu de s'y trouver pour y recepvoir » les advis de ses confraires sur le faict des pansemens et traittemens » desdits malades de l'Hostel-Dieu. » (Statuts des chirurgiens de Vannes.)

Il résulte des registres de comptes qu'au XVIIe siècle, l'Hôtel-Dieu de Vannes était desservi par un médecin et un chirurgien. De six mois en six mois, ils étaient remplacés à tour de rôle par deux autres confrères. Le médecin touchait quarante livres, et le chirurgien trente-six livres.

Quand arrivait la fête de saint Côme et de saint Damien, une messe solennelle était célébrée dans la chapelle des Lices, à laquelle il assistait dévotement, de même que MM. les médecins et les maîtres chirurgiens de la ville de Vannes. Le lendemain, nouvelle grand'-messe de *Requiem*, chantée par les maîtres pour le repos de l'âme des défunts compagnons et de leur famille. Dans la suite, si le sort voulai que le maître chirurgien meure avant son épouse, un article spécial des statuts sauvegardait les intérêts de la famille, en permettant à la veuve de continuer à tenir boutique ouverte et à exercer les fonctions de l'art de chirurgie pendant tout le temps de son veuvage.

G. DE CLOSMADEUC.

Vannes. — Imp. de L. Galles.

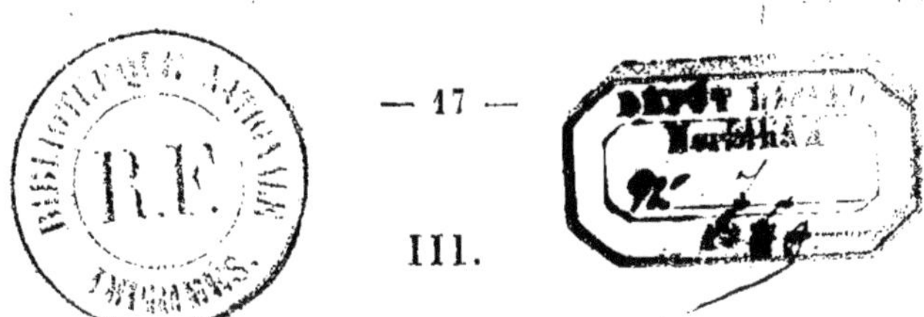

III.

La communauté des maîtres chirurgiens de Vannes. — Ses statuts; ses priviléges; détails sur l'exercice du métier.

Lorsque l'édit de Louis XIV, du 22 février 1692, vint créér des charges de médecins conseillers du roi, et de chirurgiens jurés aux rapports, la communauté des maîtres chirurgiens-barbiers de Vannes se trouvait déjà organisée et fonctionnait depuis longtemps à l'ombre de ses franchises. Les maîtres étaient nombreux, et nous pourrions citer les noms de la plupart de ceux qui en cette année 1692 composaient la corporation : Claude Huet, Jan Dulattay, Doby, François Dulattay, Cognecut, J. Bertin, Joseph Chrestien, Galien, Lespicier, etc., parmi lesquels le premier chirurgien du roi Félix eut à choisir les deux chirurgiens jurés aux rapports, qu'il destinait à la ville de Vannes, comme à chacune des grandes villes du royaume.

Le 7 du mois de septembre une réunion extraordinaire eut lieu. Tous les maîtres chirurgiens-barbiers de Vannes furent convoqués à cette réunion que présidait lu sieur Lemier des Places, docteur en médecine et conseiller du roi. Il s'agissait de prendre connaissance de l'édit royal, et de voter les nouveaux statuts que la compagnie avait rédigés dans une séance précédente (12 août 1694).

Le corps des chirurgiens de Vannes ne fut pas unanime. Trois oppositions se firent jour; soit attachement aux anciens priviléges, soit mécontentement de voir créer des charges vénales au profit de deux rivaux, soit tout autre motif, trois maîtres chirurgiens, Chrestien, Galien et Lespicier, le procès-verbal le constate, refusèrent de subir l'édit et d'obéir aux ordres du roi. L'assemblée passa outre, et les statuts, après discussion, furent arrêtés en 15 articles.

Article 1er

Scavoir que le jour de la feste de saint Cosme et de saint Damian, il sera célébré une grand' messe à la chappelle des Lisses où assisteront messieurs les médecins et maistres chirurgiens de la ville et faubourgs de Vennes, à l'heure qui sera assignée par le chyrurgien juré en charge.

Article 2.

— Le lendemain il sera aussi célébré une grand' messe de requiem pour le repos de l'âme des défunts maistres ou de leurs familles, ce qui sera faict le tout à la mesme chapelle à la mesme heure et aux frais de la communauté.

ARTICLE 3.

— Tous les premiers lundys du mois seront tenus et obligés les maistres chyrurgiens de se rendre à l'Hôtel-Dieu à une heure de relevée, dont le chyrurgien qui le servira sera tenu de s'y trouver pour y recevoir les advis de ses confraires sur le faict des pansemens et traittemens desdits malades de l'Hostel-Dieu.

ARTICLE 4.

— Tous les articles portés par l'édit de sa majesté seront exécutés à l'advenir de poinct en poinct pour les choses y réservées.

ARTICLE 5.

— Celluy des maistres, lors de la tenue de l'assemblée qui perdera le respect pour aucun de ses confraires, sera mutté pour la première fois de quinze sols et de plus grand en cas de résidive suivant l'advis de la communeauté.

ARTICLE 6.

— Aucun aspirant ne sera receu, s'il est mal notté, les bastards en seront excleus d'estre admis à la maistrise duditt art de chyrurgie.

ARTICLE 7.

— Au respec de la réception des aspirans, ils seront tenus de suivre l'ordre de l'édit pour leurs presentations, et après avoir justiffié de leur vie et mœurs, seront tenus de commencer par un acte de tentative, ensuyte l'acte d'anattomie generalle et particulière, puis un acte d'osthéologie, d'opérations et une semaine des saignées...... et sera teneu l'aspirant de respondre aux demandes et questions qui leur seront proposées à chacqu'un des actes.

ARTICLE 3.

— En cas que les maistres chyrurgiens ne se trouveroient pas le jour et heure desdicts examens et chefs-d'œuvre, sera permis aux médecins et chyrurgiens jurés, par l'advis de ceux qui se trouveront qui sera du nombre de cinq y compris les jurés, de passer outre, ou de retarder l'examen, y ayant cause légitime.

ARTICLE 9.

— Aucuns aspirans quoyqu'ils ayent commancé quelques actes ne pourront s'ingérer de faire auchune œuvre manuelle de chyrurgie dans la ville et faux-bourgs de Vennes, horsque ceux dits aspirans ne soyent au service de quelqu'un des maistres de ladite ville.

ARTICLE 10.

— Après que l'aspirant aura accomply et satisfaict aux articles ci-dessus et qu'ils auront esté approuvés par les médecins et chirurgieus jurés et de la communauté desdits maistres, yceluy aspirant sera présenté par le chyrurgien juré en charge, après luy avoir délivré lettres d'approbation et faict prester serment suyvant l'édit devant M. le Sénéchal.

ARTICLE 11.

— La veufve d'un chirurgien pourra pendant sa viduité tenir boutique ouverte et y exercer les fonctions de l'art de chirurgie et en cas d'absence et d'établissement de son mari ailleurs, elle sera tenu de fermer boutique.

ARTICLE 12.

— Aucuns des maistres chyrurgiens ne pourront tenir deux boutiques à la ville et aux fauxbourgs de Vennes, et seront obligés à l'option de l'une ou de l'autre.

ARTICLE 13.

— Nul maître chyrurgien ne pourra desbaucher ny retenir aucun garçon ni apprentif les uns des autres, au préalable que ledit garçon n'ait demeuré un an entier hors ladite ville, sy ce n'est du consentement dudit maistre de chez quy il aura sorty, à peine de trante livres d'amende, au profit de la bouche de la communauté, à quoy il sera contraint de payer à peine de n'estre convocqué à aucune assemblée.

ARTICLE 14.

— Nul maistre ne resceuvra aucun apprantif que son acte ne soit enregistré sur le droit de la communauté, et sera tenu de payer à la bouche commune douze livres, dont le maistre en sera responsable au deffaut de l'apprentif de ladite somme et le payera au receveur de la communauté.

ARTICLE 15.

— Est arresté que quand un chyrurgien aura mis un premier appareil à quelque blessé que ce soit, et qu'au cas que le dit blessé ne veuille se servir du premier chirurgien, et qu'il en appelle un autre, il sera tenu de partager honestement les esmolumans avec le premier chyrurgien.

(Extrait du registre de la communauté des maîtres chirurgiens-barbiers de Vannes). — Archives départ.

Les statuts, tels que la compagnie les avait rédigés, furent approuvés par M. le sénéchal de Vannes. Il faut néanmoins ajouter que ce digne magistrat ne manqua pas cette occasion de donner une leçon de bon ton à ces barbiers, en biffant d'un trait de plume l'article 6 qui avait la prétention d'exclure les enfants naturels de la maîtrise en chirurgie : « Je consens pour le roy à l'approbation des statuts, *à l'exception pourtant du 6e article desdits statuts en ce qu'il porte une exclusion absolue des bastards pour ledit art de chirurgie.* Telle est la note qui accompagne l'approbation des statuts de la main de M. le sénéchal. Détail curieux et qui mérite d'être mentionné. Les chirurgiens-barbiers de Vannes se piquant d'honneur, au point de refuser l'entrée de la compagnie à des bâtards, quand l'histoire leur en montrait qui avaient rempli les plus hauts emplois, et quand le grand roi lui-même en avait pavé les marches du trône !

Je n'aurai aucune peine à faire remarquer que ces statuts des maîtres chirurgiens de Vannes sont loin de mériter les éloges que nous donnions à ceux des marchands apothicaires (1). Tandis que la charte de ces derniers, telle que nous l'avons retrouvée aux archives, pour tout ce qui se rapporte à l'exercice de la profession et à sa police, est un code complet de précautions sages et de mesures prudentes destinées à garantir les intérêts sacrés de la santé publique, tout en sauvegardant ceux de la profession ; les statuts des chirurgiens sont d'une nullité excessive, et on peut dire que la partie qui a trait à des intérêts si sérieux fait totalement défaut. Nous venons de citer textuellement les 15 articles de 1694 ; en les rédigeant, la communauté ne semble avoir été préoccupée que d'intérêts secondaires en rapport avec la médiocrité des personnes qui en font l'objet. Ainsi l'article 5 prévoit les manques de respect dont les maîtres chirurgiens peuvent se rendre coupables. Plus loin, on touche bien quelques mots de la concurrence, mais seulement de celle que les confrères sont tentés de se faire entre eux. Il n'est pas jusqu'à la défense de continuer les pansements d'un blessé, avec obligation de partager les honoraires avec l'auteur du premier pansement, qui n'explique sous l'empire de quelles idées étroites la compagnie a délibéré. Quant à cette concurrence extérieure qui encombrait alors les avenues de l'art chirurgical, et sous toute espèce de formes devait finir, comme nous le verrons, par réduire la chirurgie officielle à rien, les statuts de nos chirurgiens-barbiers la passent sous silence. Le chapitre relatif à l'enseignement de l'art et à l'obtention des grades n'est indiqué qu'en termes généraux. Aussi telle science, telle pratique ; la plupart de ces chirurgiens-barbiers, sans instruction, n'avaient guères pour les guider que les notions que la mémoire leur

(1) Voir le Bulletin de la Société polymathique, année 1861. — *La Pharmacie à Vannes avant la Révolution.*

avait conservées comme souvenirs de leur apprentissage chez les maîtres. Des livres traitant de l'anatomie ou de la chirurgie, il y en avait peu de bons au XVIIe siècle, écrits en français, et les chirurgiens ne pouvaient lire que ceux-là, car ils n'avaient pas l'avantage comme les médecins et les apothicaires, de connaître la langue latine. Les quelques livres que j'ai eus entre les mains, et qui ont fait partie de leur bibliothèque, sont de pauvres livres, dans lesquels ils ne pouvaient puiser aucune science, mais des descriptions défectueuses, et des médications aussi extravagantes que les théories sur lesquelles elles s'appuyaient. Et quand même auraient-ils eu quelque édition vulgaire de Guy de Chauliac, ou d'Ambroise Paré, ne conçoit-on pas sur le champ vers quelle partie de l'œuvre leur esprit se fût tourné de préférence? Le chapitre des monstres et prodiges, avec ses gravures fantastiques eut tout au plus été à leur niveau; et je suis convaincu qu'ils n'auraient ouvert les œuvres d'Ambroise Paré que pour en tirer à leur usage des formules plaisantes comme l'huile de petits chiens, dont la recette fut achetée à un chirurgien italien par deux ans de cajolerie. A coup-sûr, c'eut été peine inutile que de leur demander s'ils connaissaient les grandes découvertes anatomiques du siècle. Les noms de Servet, Colombo, Cesalpin, les inventeurs de la petite circulation; celui du plus grand de tous, Harvey, immortalisé par la démonstration de la circulation générale, n'étaient jamais venus jusqu'à eux.

Nous avons compulsé leurs inventaires, après décès, et recueilli quelques-uns des cahiers de recettes où ces obscurs praticiens consignaient leurs observations et les formules empiriques de leurs onguents; elles donnent une bien triste idée de la pratique chirurgicale entre les mains des chirurgiens de province au XVIIe siècle.

Indépendamment de l'opération usuelle de la barbe, tout leur art, à vrai dire, et ils s'en faisaient gloire, se résumait dans l'opération journalière de la phlébotomie, et l'application sur les tumeurs comme sur les plaies d'emplâtres et de baumes dont la composition variait à l'infini. La saignée était l'opération capitale : elle tient une place considérable dans les traditions et les livres de cette époque qui concernent la chirurgie; et personne ne s'étonnera du soin avec lequel Dionis traite de cette opération qu'il dépeint dans ses moindres détails. Le chirurgien, qui voulait être habile dans la saignée, ne devait jamais jouer à la paume, au mail, ni à la boule, *parce que tous ces exercices peuvent lui ébranler la main*. Il devait avoir *les doigts longs et grêles, la peau blanche et fine parce que le tact en est plus délicat*. Toutes ces qualités et bien d'autres encore doivent appartenir au chirurgien, *s'il veut bien saigner et saigner longtemps*. Dionis nous indique à quel moment, l'opérateur doit retrousser ses manches, et nouer sa perruque à l'aide d'un ruban. « *C'est au véritable* chirurgien, nous dit-il, à aller toujours son chemin; il faut *qu'il* laisse crier ceux qui déclament contre la saignée. Ils ont beau s'échauffer, on a toujours saigné, et on saignera toujours, parce qu'il n'y a rien dans la nature qui puisse approcher de ce remède (1). »

Les mémoires de nos chirurgiens de Vannes, que nous avons eus sous les yeux, prouvent qu'ils usaient largement de la saignée, et qu'en parlant aussi, le professeur d'opérations du jardin royal des plantes n'était que l'interprête du sentiment universel. Une saignée coûtait dix sols, l'arrachement d'une dent cinq sols. Le chirurgien se rattrapait sur les appareils qu'il levait fréquemment, et sur les onguents qu'il changeait presque chaque matin. Il y en avait de résolutifs, de détersifs, de répercussifs, d'attractifs, de suppuratifs, d'épulotiques, de dessé-chants, de mondifiants; que sais-je? Chacun d'eux avait des propriétés spéciales démontrées par les théories les plus alambiquées. L'onguent diapalme séchait les plaies; le baume divin les nettoyait merveilleu-sement, et le diabotanum les amolissait. Mainte et mainte fois, le barbier, mécontent des innombrables emplâtres de la pharmacopée galenique, s'adressait aux compositions les plus absurdes. M. de Monconys, l'illustre voyageur, vous racontera que, dans le cours d'un voyage qu'il fit en Bretagne en 1645, il eut l'occasion de rencontrer un jeune chirurgien, avec lequel il s'entretint naturellement de chirurgie. Il en apprit, entre autres secrets, que *l'injection dans la vessie du sang de renard tout chaud*, est un moyen souverain pour dissoudre la pierre, et que pour guérir la fièvre quarte, il faut appliquer *sur l'espine du dos un haranc blanc fendu par le milieu, la teste placée en bas et la queue en haut.* »

A mesure qu'on s'avance dans la seconde moitié du XVIIIe siècle, il semble cependant que la chirurgie se civilise dans nos pays. La célèbre académie royale de chirurgie est dans tout son éclat; des livres comme ceux de Dionis, de J.-L. Petit, de Garengeot, de Ledran, circulent dans les écoles et préparent une génération chirurgicale qui sort de l'ornière. Le mouvement quoique lentement se propage en province. Est-ce à dire qu'en Bretagne, et particulièrement dans nos contrées, un progrès réel s'opéra sur le modèle de celui que venait d'inaugurer Laperonye? nous n'avons malheureusement que trop de preuves du contraire. Les chirurgiens bretons devaient jusqu'à la fin conserver les bassins jaunes et l'enseigne. Toutefois, on reconnaît, en parcourant leurs inventaires, que l'étude leur devient plus familière. Quelques-uns mêmes poussent le luxe jusqu'à posséder un assortiment de livres. Ainsi, dans l'in-ventaire dressé à Auray, après le décès du sieur Jean Le Bourdier, en 1748, on détaille les divers instruments et onguents rangés dans les armoires de la boutique, et en même temps les quelques livres composant sa bibliothèque : un volume d'Ambroise Paré, un volume de Fabrice d'aquapendente; les maladies vénériennes par Blegny, un recueil de remèdes par Mlle d'Auvergne, etc.; la pharmacopée de Baudron, le miroir des urines, etc.

Cours d'opérations de chirurgie. — Dionis. 1707.

Les notes écrites par les maîtres chirurgiens de cette époque produisent à la lecture une impression moins fâcheuse que celles de leurs prédécesseurs Nous les voyons dans quelques circonstances sérieuses se comporter suivant les règles, que n'aurait pas désavouées un disciple de l'académie de chirurgie. J'ai là, sous les yeux, le rapport et le mémoire détaillé d'un maître chirurgien d'une petite ville, qui révèle un praticien qui fait assez bonne figure en présence d'un cas traumatique d'une excessive gravité. Certes, la pièce n'est pas irréprochable au point de vue du style et de l'orthographe, mais la méthode curative est acceptable, et je n'y rencontre pas de ces ineptes formules auxquelles nos barbiers ignorants avaient trop souvent recours. De plus le traitement fut couronné du plus beau succès. Je suis amené par par ces réflexions à exhumer, de vieux manuscrits de ma famille, les détails d'un évènement dramatique qui se passa dans la petite ville de de La Roche-Bernard, il y a plus de cent ans, et au sujet duquel deux maîtres chirurgiens comparaissent avec leurs observations et le mémoire de rigueur.

Une querelle était survenue entre un M. de Langourla, seigneur du Bois-Marquer, et deux jeunes gens, encore mineurs, appartenant à des familles très honorables du pays. Quels étaient les motifs de la dispute? nous n'avons pu le découvrir. La tradition locale raconte que le gentilhomme refusa de se battre avec nos deux jeunes fous; toujours est-il qu'un dimanche, en plein jour et au milieu de la rue, les deux amis attaquèrent M. de Langourla, l'épée à la main, au momement où il se rendait à la grand'messe, et l'un deux lui passa son épée au travers du corps; le blessé fut transporté mourant à son domicile. Le maître chirurgien Leclair fut appelé sur le champ, et voici comment il raconte son entrée en besogne, dans un mémoire qui couvre trois pages in-folio; signé et acquitté de sa main.

MÉMOIRE DES TRAITEMENTS, PANSEMENTS ET MÉDICAMENTS FAITS ET FOURNIS A M. DE LANGOURLA, COMMENCÉS LE 3 OCTOBRE 1762.

« A neuf heures du matin, j'ay esté appellé pour le panser d'un coup » d'épée; ayant sondé et bien examiné, je l'ay pansé de deux playes » encor d'un coup d'épée traversant d'estoc la poitrine et l'estomac, » j'ay appliqué les compresses imbues avec le baume du commandeur, » faict une embroquation sur le ventre moyen inférieur avec le baume » d'hypcériom et l'eau-vulnéraire, et une compresse aussi imbibée » par-dessus, j'ay appliqué un appareille convenable avec une bande » pour contenir l'appareille. »

Pour le tout	10 liv.	» sols.
Plus je lui ay donné un lavement laxatif	1	4
Plus un lavement reitéré, deux heures après	1	4

Plus 4 saignées, de deux heures en deux heures.... 2 »

....

Plus deux prises de quintessence vulnéraire pour réparer ses esprits et forces.................... 2 »

Plus sur les six heures du soir, j'ai relevé tout l'appareille afin de faire visiter lesdittes playes par M. Godeberg, maistre chirurgien, visite et examen faict, j'ay pansé comme cy-devant et mis le second appareille avec embroquation et remède comme cy-dessus.................... 5 »

Plus dans la nuit faict 2 saignées de 1 livre chaque.... 2 »

La journée du lendemain est consacrée à de fréquentes fomentations de plusieurs *fleurs et plantes émollientes ranimées d'eau-vulnéraire.* Deux saignées dans la nuit. Le troisième jour, autre saignée du bras; même médication. Le cinquième jour le blessé prend *quatre onces de Loc pour suer, pour adoucir une toux sèche*; le lendemain une saignée et des apozèmes.

Le traitement qui fut très actif comme on le voit, dure plus d'un mois et comprend deux lavements par jour, administrés par le chirurgien, à défaut d'apothicaire exerçant dans la petite ville. Quant au total du mémoire de maître Leclair, il monte à la somme de 96 livres 14 sols, acquitté à La Roche-Bernard, le 23 février 1763.

Le mémoire du deuxième chirurgien, maître Godebert, s'exprime par une quittance autographe, datée de Guérande (11 mai 1763), par laquelle il reconnaît avoir reçu 150 livres, *à l'occasion d'un coup d'épée que M. de Langourla receut au mois de septembre dernier, le dit coup d'épée entrant entre la sixième et cinquième coste du côté gauche et sortant du côté opposé.*

Le procureur du roi de Nantes s'empara de l'affaire, et des poursuites criminelles commencèrent contre les deux coupables. Au bout de quelques mois, l'instruction fut interrompue néanmoins. La première raison en est que M. de Langourla guérit contre toute espérance. La deuxième, c'est que les familles s'interposèrent, et messire Agathe de Langourla, chevalier, seigneur du Bois-Marqué, finit par se désister *a pur et a plein de la dénonciation, par luy faicte de ladite attaque*, et cela *par des sentiments de religion, et en considération des services* que l'oncle du principal accusé, M. Du Bénéac, procureur fiscal de la baronie, *avait rendus* en maintes circonstances à la famille de Langourla (acte authent., fait double devant notaire, 26 janvier 1763). La troisième raison du désistement, celle la moins désintéressée, semble ressortir assez clairement d'un sous-seing privé, daté du même jour, en vertu duquel les pères des deux jeunes gens, « faisant, stipulant, » promettant et garantissant pour eux, conviennent qu'outre la somme » de dix mille six cents livres payée pour chacun de leurs susdits en» fants et à leur acquit à M. de Langourla, de la main à la main sans

» quittance par moitié pour terminer l'affaire suivie criminellement au » présidial de Nantes, ils paieront tous les frais de la procédure crimi- » nelle et les chirurgiens qui ont traité la blessure. »

Singuliers retours de la destinée ! Le jeune homme de dix-sept ans qui débutait ainsi, par un acte d'inqualifiable violence, devait périr trente ans plus tard sur l'échafaud révolutionnaire. Sorti du tiers qu'il avait plus d'une fois représenté aux États de Bretagne, il avait d'abord embrassé les principes de 89, puis on le vit quitter femme et enfants, et malgré les exhortations de sa famille, se jeter à corps perdu dans la conspiration de la Rouerie. Arrêté sous les habits d'un prêtre, il refusa de dire qui il était, fut traduit devant le tribunal, condamné à mort sous un nom qui n'était pas le sien, et exécuté sur la place du Bouffay à Nantes.

IV

La Médecine et la Chirurgie populaires. — Les livres et les cahiers-recettes. — Mme Fouquet. Le remède universel.

A l'époque qui nous intéresse, la médecine avait le privilége d'occuper un peu tout le monde. Les ecclésiastiques, à quelque ordre qu'ils appartinssent, se piquaient d'être savants sur la matière. Les moines de toute robe se distrayaient de leur oisiveté en étudiant et même en exerçant l'art de guérir. La pratique de la médecine leur était il est vrai interdite par les canons : *monachos agere medicos indecorum* et *periculosum*, il est indécent et dangereux à des moines de se faire médecins, avait écrit saint Bernard. Les religieux n'ont pas le droit de s'occuper des choses qui peuvent alarmer la pudeur, *de quibus loqui erubescat honestas*, suivant l'expression du concile de Rheims (1131). Mais plusieurs passaient outre, et parcouraient la province le bistouri à la main, à l'exemple de frère Jacques de Beaulieu, le lithotomiste. D'autres, plus scrupuleux sur la règle, tournaient la difficulté en s'abstenant de toute opération sanglante, et s'appliquaient à réduire toute la thérapeutique chirurgicale à l'emploi d'emplâtres et de baumes qu'ils préparaient en secret.

A côté de la médecine officielle, représentée par les hommes de l'art et ayant à son service les produits innombrables des pharmacopées galéniques et chimiques, destinées principalement aux classes aisées de la société, il y avait donc une autre médecine, que j'appellerai volontiers la demi-médecine, mise à la portée de tous, qui faisait son chemin sans trouver de résistance, et répandait dans le monde avec ses imprimés de petit format les formules banales d'une quantité prodigieuse de remèdes empiriques peu dispendieux et applicables à tous les maux.

Cette littérature médicale sans nom inonde la pratique du XVIIe siècle et déborde dans le XVIIIe. Il n'y eut jamais pareille éclosion de drogues souveraines et de panacées fantastiques. Le clergé, qui n'avait pas oublié que, durant tout le moyen-âge le monopole de la pratique officielle avait été entre ses mains, voulait encore être utile aux pauvres malades. Son esprit de charité le porta donc à encourager cette littérature malsaine et à en propager les produits, sans autre garantie que le désir de faire le bien et la confiance illimitée du public.

Les monastères étaient tous pourvus d'une pharmacie, où l'on accumulait les simples qu'on récoltait dans les campagnes voisines. Sur les rayons de la bibliothèque se rencontrait toujours un choix de volumes portatifs qui avaient trait à la médecine ou à la chirurgie. On y voyait aussi des cahiers manuscrits plusieurs fois recopiés et augmentés par les soins des bons moines qui les conservaient précieusement, et en remplissaient les pages à mesure que de nouveaux secrets leur étaient révélés.

Les livres auxquels je fais allusion, étaient vraiment commodes. Sauf la science qui en était naturellement bannie, on y trouvait de tout, depuis les amulettes jusqu'aux instructions pour la cuisine et le jardinage.

Beaucoup de ces formules médicales, recueillies sans discernement, descendaient en droite ligne des in-folios de la médecine antique. Mais le plus grand nombre n'étaient que des inventions ridicules sorties du cerveau de moines en délire, ou de dévotes bornées. Au milieu de tous ces ouvrages, dont nous pourrions citer les titres, il est facile de distinguer tout d'abord celui de Mme Fouquet. Les recueils publiés sous son nom n'ont pas manqué d'éditeurs. Nulle part les exemplaires n'en ont été répandus avec plus de profusion qu'en Bretagne, de même que nulle part les mille recettes de Mme Fouquet n'ont été plus vantées. En voici la raison.

Mme Fouquet était la mère du surintendant des finances dont la disgrâce et le procès furent célèbres sous Louis XIV. Charitable et dévote, elle s'était acquis une réputation de vertu qu'elle méritait, et que les malheurs de sa famille faisaient ressortir encore. On la nommait la mère des pauvres, et son seul défaut, ou plutôt sa seule faiblesse était de se croire en possession d'une foule de secrets merveilleux contre les maladies. Les noms de Mme Fouquet mère et de sa fille Madeleine de Castille furent populaires en Bretagne, à Belle-île surtout où cette dernière fonda plusieurs bonnes œuvres, et à Vannes qui leur devait la fondation de deux lits à l'Hôtel-Dieu. D'un autre côté, n'oublions pas que la charmante Mme de Sévigné etait fort attachée aux Dames Fouquet, qu'elle appelle des saintes. Pendant qu'on instruisait le procès du surintendant, l'entendez-vous raconter, les larmes aux yeux, que l'emplâtre de Mme Fouquet a guéri la reine? Elle en est tellement convaincue, qu'elle va jusqu'à accuser les médecins de la Cour d'avoir cuirassé le cœur du roi, qui doute de la guérison. Mme de Sévigné a une foi robuste dans les recettes, et l'amitié lui fait un devoir de placer en première ligne celles de la mère des pauvres, qu'elle admire et dont elle accepte plus d'une fois l'hospitalité. Mme de Sévigné dut donc fréquemment conseiller et employer au besoin pour elle-même les remèdes de la bonne dame, et il n'y a aucune injustice à lui reprocher d'avoir contribué pour sa petite part à les rendre populaires en Bretagne.

Au surplus, les remèdes en question devaient avoir d'autres protecteurs encore. et entrer dans le domaine de la publicité, sous le patronage d'un prélat et d'un docteur en médecine.

Vers 1676, Monseigneur de l'église d'Agde (Languedoc) confiait à un libraire de Lyon un recueil de recettes expérimentées par l'illustre et dévote Mme Fouquet (1). Le médecin qui avait collationné et mis en en ordre ce précieux recueil, était un sieur de Lescure, médecin de l'évêché. La première édition fut imprimée à Villefranche, et un exemplaire fut envoyé à tous les curés du diocèse avec mandement épiscopal. Le livre a pour titre : « *Les remèdes charitables pour guérir à peu de frais toutes sortes de maux, tant internes qu'externes, invétérez, et qui ont passé jusqnes à présent comme incurables.* »

Une des dernières éditions parut en 1739, avec ce titre : *Recueil de remèdes faciles et domestiques choisis, expérimentez et très approuvez pour toutes sortes de maladies internes et externes..... recueillis par les ordres charitables de l'illustre et pieuse Mme Fouquet.*

L'assemblée générale du clergé de France, dès l'année 1670, s'occupait de recommander des remèdes faciles, du genre de ceuxde la dévote Mme Fouquet. Un évêque breton attestait à M. de Lescure que dans sa ville épiscopale de Tréguier, on avait donné de ces remèdes en une semaine, à vingt-sept personnes, dont vingt-quatre avaient été guéries le jour de la médecine. Mgr de Gap écrivait que ses curés, qui distribuaient de ces remèdes, *passaient pour faiseurs de miracles*; qu'un enfant entre autres, à l'hopital-général, dont le visage depuis deux ans *ne paraissait qu'une masse de chair pourrie qui l'empêchoient de voir*, fut guéri en quinze jours, *et que tous ceux de la ville l'alloient voir par miracle.*

Le directeur de l'hôpital de Nevers mandait en 1671 que la petite-vérole avait sévi dans la ville, que les enfans des pauvres qui avaient pris les remèdes *avoient guéry quasy tous sans être marquez*, tandis

(1) Cet évêque d'Agde était le fils de Mme Fouquet.

que quantité d'enfans riches étaient morts, et que les survivans étaient horriblement mutilés.

Plusieurs évêques, des grands vicaires, des supérieurs de séminaires, des abbés, des ducs et pairs attestaient *que ces remèdes du clergé* guérissaient toutes sortes de maux *promptement, seurement, sans recheutes, peu de frais*, etc.

Le curé de Sainte Marguerite lez-Dié en Lorraine faisait savoir à Pelisson que ces remèdes avaient guéri toutes sortes de maladies à dix lieues à la ronde d'une façon merveilleuse et fait cesser la peste. « *Ces pauvres ressucitez et leurs curez ont faict des processions et prières publiques pour la prospérité* de M. Pelisson. Ce dernier, on le sait, était l'ami dévoué de la famille du surintendant Fouquet.

C'est appuyée de semblables témoignages, forte de la confiance universelle, que la médecine des remèdes faciles faisait son chemin, entrant dans les châteaux, dans les maisons bourgeoises, dans les presbytères et dans les couvents, se substituant partout à la science, acceptée même par les maîtres chirurgiens-barbiers et les apothicaires, dont elle contentait l'ignorance, en remplissant leur mémoire de préjugés malsains et d'histoires ridicules.

Dans une de ses séances (17 novembre 1670), l'assemblée générale du clergé de France, sur la proposition de l'Évêque de Meaux, donnait son approbation à ces remèdes, et invitait les évêques de province à s'en servir. La confrérie de Charité de Saint-Sulpice employait toute son activité à la propagande. Elle dirigeait la distribution des imprimés, et expédiait des paquets de drogues dans les diocèses. En 1771, elle envoya même à MM. les supérieurs des séminaires et aux grands-vicaires de France, des exemplaires d'un livre avec figures « pour apprendre à faire des bandages et guérir les descentes de boyaux de l'aisne, du nombril, du fondement..... descentes venteuses, acqueuses, charneuses, etc. »

A quoi bon le répéter : toutes ces publications nauséabondes n'ont rien de scientifique, rien de médical, et à ce titre, elles méritent le mépris. On ne saurait être trop sévère à leur égard, parce que depuis Mme Fouquet, la science en a été punie par un siècle de souillures, et qu'aujourd'hui encore le public n'est pas revenu sur leur compte. Veut-on des exemples pris dans le livre de Mme Fouquet, et concernant la chirurgie ? nous n'avons que l'embarras du choix.

A. — « Pour faire tomber les dents ; ayez un lézard verd, mettés le dans un pot et le faites secher dans un four, reduisés-le en poudre ; frottés de cette poudre la gencive de la dent ; et vous la tirerés sans peine avec le doigt.

B. — Pour faire venir les dents à un enfant sans douleur ; prenez la tête d'un lièvre rôti ; ôtez-en la cervelle, que vous mêlez avec miel et beurre, oignez les gencives.

C. *Gangrène.* — Prenez des vers de terre, lavez-les, et broyez dans du vinaigre ; faites en un cataplasme.

D. — Pour guérir les *nerfs retirés*, on se servira de l'hedera terrestris, qu'on doit cueillir la veille de la saint Jean, avant que le soleil soit levé.

G. *Mal caduc.* — Ayez une aveline autrement noisette ; videz-la par un petit trou, remplissez de mercure, bouchez bien, et *la portez pendue au col.*

La guérison des hernies est obtenue par un verre d'eau de réséda, *chose expérimentée* suivant Mme Fouquet.

Si vous voulez guérir les ophtalmies de cause traumatique, c'est encore Mme Fouquet qui vous invite à distiller dans l'œil *du sang de l'aile d'un pigeon.* Craignez-vous qu'une femme enceinte, sujette à des envies, n'ait un *enfant marqué*? Prenez des tendrons de vigne, pilez-les, et faites boire de ce suc. Mme Fouquet nous dit aussi que le cœur d'un oignon est souverain contre les hémorrhoïdes, de même que la graisse d'anguille, et la topaze portée au doigt dans une bague. « Le véritable remède, ajoute-t-elle, doit être mis à la rate à cause que la veine hemorrhoïdale en vient. — La dureté d'oreille a aussi son remède : l'urine de chat distillée dans l'oreille y est merveilleuse. A ceux qui seraient mordus, Mme Fouquet recommande *une recepte très assurée* contre la rage : « Il faut prendre des crables dans la mer, depuis le » 21 juin jusqu'au 21 juillet, qui est le temps du signe du Cancer, et » après les avoir fait cuire, conserver le bout de leur pinces qui sont noires, et les pulvériser, et prendre de cette poudre le poids d'un écu dans un peu de vin, à jeun ; faire ce remède par trois jours consécutifs » pour les hommes, et pour les bêtes un seul jour suffit. — Voici maintenant un onguent pour les brûlures : « Faut prendre sept à huit » crottes de fiente d'un cheval noir, qui ait été quinze jours aux herbes » dans le mois de mai, et du sain-doux de pourceau, sans être salé : » faites fricasser les crottes avec le sain-doux, passez ensuite le tout » par un linge neuf, exprimez-le, et le tordez bien fort ; vous en oin- » drez la brûlure.

Ces exemples suffiront, je l'espère, pour donner une idée de l'empirisme étrange de Mme Fouquet. Son livre n'est malheureusement pas rare dans nos pays, et chacun est libre de le lire jusqu'à la dernière page Plus d'une commère guérisseuse y puise à la dérobée des recettes à l'aide desquelles elle prétend faire des miracles. Miracle en effet bien digne de surprendre ! Le public garde ses illusions, et, s'il l'osait, il irait jusqu'à reprocher aux hommes de l'art, le mépris qu'ils affectent pour la thérapeutique stercorale de l'ancien temps.

Indépendamment de ces mauvais livres, dont les éditions se succédaient et faisaient la fortune des libraires, j'ai dit qu'il circulait dans le public une foule de cahiers manuscrits et de feuilles volantes contenant des recettes à l'adresse de tous les maux. Les archives de tous genres, les sacs de procédure de nos anciens présidiaux, les registres de sacristie, et jusqu'aux papiers intimes de nos familles bourgeoises en sont pleins.

On n'attend pas de moi que je fasse l'analyse des milliers de recettes que j'ai eu la patience de lire, après les avoir recherchées avec le soin d'un collectionneur. Un grand nombre de cahiers manuscrits que j'ai sous les yeux proviennent de la bibliothèque de nos anciens monastères. Quelques-uns sont sortis de la boutique des apothicaires et des barbiers bretons, et sont mentionnés à l'inventaire fait à leur décès.

A ce titre il est bon de s'y arrêter.

Nous devons à notre confrère M. de La Bigne Villeneuve, de Rennes, la communication d'une recette, sous forme de consultation, extrêmement curieuse. Elle a été copiée de la main d'un Frère cordelier du xve siècle, sans doute sous la dictée d'un chirurgien-barbier de l'endroit, dans le cours d'une épidémie grave, qui décimait la population.

LES REMÈDES ENCONTRE L'ESPIDÉMYE.

« Premier est à savoir que si aucun prend boce ou enflure au coul ou en-
» viron la teste, se fasse saingner de la vainne dou chieff, ou celle de sus le
» pocze, qui ne pourra trouver les aultres.

» Et si la bocse est soubz l'esseille, soyt feite la saingnée de la vainne dou
» chieff, dou foye ou qui ne la pourra trouver, soit feite de la vainne d'entre
» le petit doy et le prochain auprès.

» S'il avient que la bocse prange en l'aine, soit faite la saingnée de la sof-
» feue, c'est-à-dire la vainne qui est entre la cheville du pié et le gros or-
» teil. Et est à savoir que la saingnée doit estre touziours feite de la vainne
» du cousté lou sera celle bocze.

» *Item*, est à savoir que à quelque heure que l'on la sentira, soit nuyt ou
» jour, à jeun ou à saoul, cressant ou decours, dès que l'en sentira la dou-
» leur, que l'en fasse cette saingnée ; et si l'en passe XII heures après la sente
» de celle, l'en n'en fera plus pour certaines causes.

» *Item*, après que arez soignez un poy, faites estraindre la playe o le doy
» ou le pozze et adoncques ferez bailler au patient un petit de Metredat ou
» de triacle de Alexandrie avec jus de trinchon (oseille), ou o vin blanc ; et
» puys après fetes encore saingner selon la qualité du mallade et selon sa
» complexion. Et soit guardé de dormir par l'espace de un jour naturel si l'en
» peut.

» *Item*, Si c'est possible, mangeura chacun par chacun jour au notre,
» trois morceaux de trinchon o le vin aygre et o le seil et soit ledit trinchon
» cueilly après medy, le jour devant.

» *Item*, usez II fois la semaine du metredat o le jus de trinchon ou de vin
» blanc.

Item, yl est bon lavez ces mains en ayve ou en vain aygre ensemble, et en » gargarismer et en lavez aucunement le visaige et sentir au neys.

» *Item*, Il n'est pas bon se mettre en grande alaine de gens, ne yssir de » sa chambre sans boire.

» Et sus tout le souverain remède est fouir leir suspect et corrompu, et la » compaignie des malades. »

F. O. Gaingnard,
Frère Cordelier.

Parmi les nombreux manuscrits que j'ai en ma possession, un d'eux provient d'une ancienne communauté religieuse de femmes. C'est le plus curieux. Format grand in-8° ; couverture de parchemin avec deux tresses de fermeture sur les bords ; papier à gros grains, avec marque de fabrique représentant un personnage sans bras.

L'écriture du manuscrit est irréprochable et se rapporte à l'écriture du XVIIe siècle; quant au style, il remonte évidemment au XVIe siècle, et quelques passages au XVe, ce qui dénote le travail d'un copiste, et non une œuvre originale. Les dernières pages sont blanches, c'est-à-dire que la compilation est restée inachevée. Le bon moine (je n'ose pas dire la moinesse) qui était chargé de la copie a du rougir plus d'une fois, en inscrivant certaines recettes, et rien ne l'empêchait de les traduire en latin, dans l'intérêt de la pudeur.

Le cahier débute par un très long chapitre sur *la cognoissance des mouvements tant de la lune que du soleil, des facultez et effects d'y ceux sur les choses rusticques.*

Suit une exposition de la théorie des influences planétaires dont voici l'application : « Parquoy, pour parler premièrement des bestes champestres, le fermier bien advisé ne tuera jamais en quelque temps que ce soit, les porcs, moutons, bœufs, vaches et autres bêtes de la chair desquelles veut faire provision pour la nourriture de sa famille au descroit de la lune, *la chair tuée au défaut de la lune se diminue de iour à autre, et lui faut beaucoup de feu et beaucoup de temps pour la faire cuire.* Ains ne se faut esbahir sy ce consideré un saucisson ou autre telle viande sont amoindris d'un card. »

Les chevaux qui sont nés au decroît de la lune sont plus faibles que les autres ; ne les achetez pas. Vous éviterez de pêcher dans les étangs et les rivières, parce que dans cette période (toujours le déclin de la lune) les poissons sont *trouvez fort extenuez et maigres en leur substance.* Même remarque adressée au fauconnier, qui devra choisir plutôt *la plaine lune pour aller à la vollerie.* Pour des raisons non moins péremptoires, le cultivateur préférera la pleine lune, quand il s'agira de planter les arbres fruitiers, couper le bois de chauffage, tirer les pierres des carrières, tailler les vignes, etc., *chastrer les verrats, béliers, jeunes taureaux et chevreaux.*

De même que le quartier, chaque jour de la lune a des attributions et des influences particulières, ***suivant l'observation asseurée et continuée de longtemps que nos pères en ont eu qui est telle.***

Chaque jour du mois lunaire a une signification historique et tient sous sa dépendance les actions humaines et la marche des maladies.

« Au premier jour de la lune Adam fut créé. Si à ce iour quelqu'un » tombe malade, la maladie sera longue, toutefois le patiant guarira. » Les songes que la personne fera la nuict se trouveront en ioye. L'en- » fant qui naistra cedit jour sera de longue vie. »

» Au second iour Eve fut créée. A ce iour faict bon entreprendre » voiage tant par mer que par terre, et sera le voiageur heureux » en tous les logis et hostels où il séiournera. Est bon pour croistre » lignée..... Le larcin faict cedit iour ne se pourra longuement celer... » L'enfant né ce iour-là croist à veue d'œil. »

» Au troisième iour nasquit Caïn. En ce iour ne doibt entreprendre » aucune besogne, iardiner ne planter sinon ce que l'on voudra » perdre..... »

» Au quatrième iour Abel fut né. Ce iour est bon à commencer une » œuvre, faire moulins et aller sur l'eau. »

....

« Au septiesme, fut tué Abel par Caïn. En ceste journée faict bon » seigner pourveu que la lune soit en signe idoyne..... bon achepter » pourceaux..... »

Les 8e, 9e et 10e jours, sous les noms de Mathusalem, Nabuchodonosor, Noé, donnent lieu à des observations de même nature.

« Le onzième iour nasquit Samuel. Il faict bon changer de maison, » le songe bon et ioyeux sera véritable et aviendra dans peu de iours. » La personne qui tombera malade au lict y sera longuement, toutefois » elle eschapera ; l'enfant né ce iour-là sera de bon esprit, habile à » tous artifices et de longue vie. »

« Le douzième iour est fort dangereux et parce il ne faut rien faire, » car cedit iour nasquit Canaan..... ; l'enfant né en cedit iour sera tout » bigot. »

....

« Le dix-septième iour Sodome et Gomorrhe périrent, et faict mau- » vais entreprendre et faire quelque chose ; les médecinnes ne profi- » teront de rien au patient. L'enfant né en tout sera heureux. »

....

« Le dix-neuvième, nasquit Pharaon roy. Ceste iournée est dange- » reuse, par quoy fera bon esviter les compagnies et les yvrongneries, » et se tenir pacifiquement sans rien faire ; le malade guérira tost. » L'enfant ne sera malicieux ne trompeur. »

....

« Le vingt-et-uniesme iour nasquit le roy Saül ; faict bon se réjouir en bon et honneste habillement, etc. »

....

« Le vingt-quatriesme, nasquit Japhet. Ce iour est indifférent, ny » bon ne mauvais. L'enfant né sera doux, benin, et aimera à faire » chère grande. »

....

« Le vingt-neufviesme iour Herodès fit tuer les innocens. Ce iour est » malheureux, par quoy il ne faut rien faire ne rien entreprendre..... « L'enfant né vivra et hantera paisiblement avec les hommes. »

....

« Le trentiesme iour et dernier est bon à toutes choses. Le malade » sera en grand danger iusques à mourir ; mais s'il est bien pensé, il » guarira. Les songes se convertiront en ioye. L'enfant né sera fin et » cauteleux. »

Notre manuscrit continue sur ce ton ; quelques pages encore, et nous voilà lancés dans l'astrologie médicale. Aux enseignements ***sur les œuvres que doit faire le laboureur par chacun mois de l'an, et sur la cognoissance des presages*** des pluyes et autres temps (ce chapitre mériterait d'être transcrit en entier), succède l'explication des tables planétaires, et des combinaisons astrologiques, dans leur rapport avec les *complexions* et *inclinations* du corps humain.

« La lune estant en *Leo* est suspecte et incomode parce que *Leo* gouverne l'estomacq où est la cuisine de tout le corps, lequel est architiclin du petit monde qui est l'homme. »

Quel est le moment le plus favorable pour pratiquer la saignée ? grave question, que les astrologues ont traité avec tous ses développements.

Le manuscrit monacal poursuit en ces termes :

« Les flegmatiques, mélancoliques et colériques, se doivent seigner » et corneter aux signes d'aquarius, cancer, et pisces, lesquels sont » de la nature du feu de l'air..... »

« *Item*, Hypocratès dit en lesté quand le signe du grand chien ap» proche du soleil adonc ne doibt nul prendre purgées ne seignées. »

« *Item*, nottez si un malade est seigné sur le bras, prenez une » goute de sang dudit bras et le laissez tomber dedans de l'eau, et sy la » goute de sang demeure ensemble et tombe au fond de l'eau, le ma» lade garira, et sy la goutte de sang ne demeure au fond et qu'elle » nage dessus l'eau, le malade ne garit pas souvent. »

Avec ce système de médecine astrologique, l'opération de la saignée, qui aujourd'hui se trouve réduite à l'état d'opération simple, était soumise aux règles les plus minutieuses et les plus compliquées. Le cahier ne manque donc pas d'ajouter ce qui suit :

« Pour éviter aux dangers de la flebotomie, il est licite de déterminer
» quelle partie du corps humain chacun membre a par soy et les
» signes qui ont domination sur chacun membre afin que les chirur-
» giens ny commettent erreur et que le patient n'en tombe en incon-
» vénient de mort et de maladie..... »

Ariès gouverne	la teste.
Lances	le col.
Leo	le dos.
Virgo	le ventre et les entrailles.
Scorpio	les parties honteuses.
Pisces	les pieds.

....

« Et par ainsy regarde le signe où la lune est et sy tu y trouve le signe contenant le membre que tu veux inciser, deporte toy....., iusques à ce que ledit signe soit passé et que la lune soit trouvée en autre signe. »

Et plus loin :

« *Item* fault savoir que le premier quartier de la lune est plus convenable pour seigner et ventoser ieunes gens; le deuxième quartier convient aux trigénaires ou environ; le troisième aux quadragénaires; le dernier aux vieux seulement. »

L'opération de la saignée pouvant se pratiquer et se pratiquant en effet sur un grand nombre de vaisseaux veineux, les anciens s'étaient demandé de bonne heure si chacune d'elles ne tenait pas sous sa dépendance une maladie spéciale, et ils en étaient arrivés à poser des règles précises sur le choix de telle ou telle veine, qu'on devait saigner dans telle ou telle maladie. Notre manuscrit donne aussi lui *sa démonstration des veines et de leurs vertus.*

« La veine du front vaut à la migraine, au mal de teste et à la lippe des yeux.... celle du nez à la rougeur, aux boutons du visaige et à l'infection du cœur.... les deux de dessous la langue aux apostèmes de la bouche; celle du costé aux inguines; les deux guides de la bouche à l'apoplexie sanguineuse, etc., etc.; la veine derrière la teste aux vieilles douleurs d'icelle; la salvatelle des pieds au sang menstrual, aux génitoires et cuisses.... »

Ici se termine la partie doctrinale du manuscrit. La deuxième partie traite de la thérapeutique, et les recettes les plus bizarres, les plus extravagantes, les plus absurdes se suivent les unes les autres. Les pages se succèdent, presque toutes écrites de la même main avec un ordre et une coquetterie de plume qui en font un chef-d'œuvre de calligraphie. Nous copierons quelques-unes de ces recettes, puisque nous avons tant fait que d'en parler. Au surplus, la chose ne sera pas inutile; on apprendra par ces exemples ce qu'était la médecine entre les mains des moines de Bretagne, il y a deux cents ans.

Remède pour la peste. — Appliquez sur la peste un pain tout chaud ou un poulet ouvert par le milieu.

Escrouelles. — Si vous coupez les pieds d'un grand verdier ou d'un crapault, lorsque la lune est en decours et commence à se conjoindre au soleil, que vous les aplicquez alentour du col, c'est un souverain remède.

Pour garir l'inflammation de l'œil. — L'œil de loup ou les pierres que l'on trouve aux ventres des arondelles ont même vertu, pendues au col.

Estancher le flux de sang par le nez. — Faut incontinent aplicquer le pouce sur la partie du nez dont le sang flue; faut pendre au col un collier de jaspe.... on fait aussy un collier et des bracelets de Saint-Innocent. Aucuns tiennent à la main du côté de la narine qui flue une branche de guimaulve. Plusieurs villageois enveloppent de la fiente de pourceau dedans un peu de cotton et la mettent au lieu d'où vient le sang. Autres ont expérimenté d'escrire au milieu du front de celui qui seigne avec son propre sang : *Consummatum est.* Autres comme Cardan prisent ces mots : *Sanguis mane in te sicut Christus fecit in se, sanguis mane in tua vena sicut Christus in sua pœna, sanguis mane fixus sicut Christus quando fuit crucifixus*, et prononcent trois fois ces paroles.

Douleurs de dents. — Quelques-uns tiennent pour un singulier secret que porter au col la dent d'un homme enfermée dedans un nouet de tafetas où une febve trouée où il y ait un poul enclos oste la plus grande douleur de dent qu'on pourrait endurer.

Squinancie. — Boire incontinent le poids d'un escu de poudre de dent de sanglier avec eau de chardon benict... ou aplicquer sur le lieu cataplasme fait de fiente de jeune garson de bonne habitude noury l'espace de trois iours de lapin avec pain bien cuit contenant peu de levain et de scel.

Crachement de sang. — Fricassez bouze de porc avec beure frais et sang caillé de celuy qui aura esté craché par le patient. Baillez à manger cette fricassée au crachant sang....

Colique. — Pour la douleur de colique rien n'est meilleur que de porter sur soy un anneau ou boîte d'argent où soit enfermé quelque morceau de nombril d'un enfant nouveau-né.... ou la poudre de vit de cerf beue avec eau; ou de la fiente de poule beue avec hypocras; ou le cœur du cochevis attasché à la cuisse.

Difficulté d'uriner. — Aplicquez sur la verge ou alentour cataplasme ou liniment de puces que l'on trouve au lit avec huile d'amandes douces; ou pour le mieux mettre dedans le conduit de la verge deux ou trois puces ou punaises.

Pierre.— C'est un grand secret du verre, lequel sept fois bruslé et sept fois estaint en eau de saxifrage, puis subtilement pulvérisé et donné à boire aux graveleux avec vin blanc, lui rompt la pierre en tous endroits du corps. Un autre secret est la coque d'un œuf duquel le poussin est sorty, broyé avec vin blanc.

Accouchement avant terme. — Qu'elle use souvent de poudre de vit de bœuf; ou qu'elle porte assiduellement à quelques-uns de ses doigts un diamant : car le diamant a vertu de retenir l'enfant au ventre de la mère.

Sur tout cela est recommandable la pierre d'aigle laquelle portée soubz l'esselle gauche ou pendue au bras du costé gauche retient l'enfant et empesche l'avortement.

— Pour faire accoucher la femme qui est en travail, faut lier en dedans de la cuisse, non pas loing de l'aisne, la pierre d'aigle, et sytôt que l'enfant est sorty et la femme délivrée, la deslier.

Pour faire suppurer apostume. — Aplicquez dessus fiente d'oyson qu'aurez fait ieusner trois iours entiers puis nourry de tronçons d'anguilles avec fraichement.

Anthrax-charbons.— Aplicquez sur le charbon une grenouille vive, sy elle meurt encore une autre, et répétez cela autant de fois qu'il y en demeure une vive. Ainsy attirerez tout le venin hors.

Serpent entré au corps. — S'il advient que quelque serpent soit entré dans le corps de quelqu'un dormant la bouche ouverte ès prez, jardins et autres lieux, rien n'est plus souverain pour le faire sortir hors du corps, que de recevoir avec un entonnoir, par la bouche, la fumée d'un parfum faict de quelque vieille savatte; car le serpent haict surtout telle puanteur.

Sangsues. — Si l'on avalle une sangsue en beuvant de l'eau, faut donner à boire punaises de lict avec fort vinaigre.

Pour faire qu'il n'advienne que paix à quelqu'un. (tiré de Velzor).— Au commencement de septembre, le soleil estant au signe de la Vierge, sy on cueille la plante du soucy qui est appelée espouse du soleil, et sy on enveloppe dedans la feuille de laurier avec une dent de loup, personne ne pourra parler contre celuy quy les aura sur luy, sinon propos de paix. Albert est autheur de ce segret, lequel avec plusieurs aultres il a transcrit d'un livre des segrets du roy Jehan d'Aragon.

Pour rendre les femmes stérilles.— Sy on prend les dents d'un enfant quand elles veullent tomber devant qu'elle tousche à terre, sy on la met à une lame d'argent et on la pend sur les femmes, elles les empesche de devenir enceinte.

Pour faire enfler bien fort quelque partie sans douleur.— Faire des frictions avec eau de décoction ou distillation de freslons ou guespes. Quelques P...... ont accoutumé de se faire croire grosse d'enffant par ceste fraude, mesme à l'endroit des bien advisés; les gueuses par ce moien font croire leur misère au peuple crédule : cecy est l'artifice de Ragot parisien, chef des gueux et bélistres, homme très riche, que quelqu'un de son temps et mien amy m'a déclaré.

Plusieurs pages du manuscrit sont consacrées à la monographie succincte d'un grand nombre de plantes employées en médecine. Le chapitre qui traite de la nicotiane (tabac), ou *herbe sainte à raison de ses effects saints et esmerveillables*, est plein de naïves observations écrites dans cette langue charmante de souplesse et si féconde en saillies, particulière aux médecins naturalistes du XVI siècle, que les amateurs préféreront toujours au style compassé et trop sobre des puristes des siècles suivants.— La liste des plantes est longue. Il ne nous convient pas de copier tout le manuscrit. Citons cependant les articles suivants.

La Betoine, qui a « sy grande vertu qu'elle a donné lieu au proverbe » italien : *tu hai pui vertu che non ha la Betonica* »

La Bugle, employée avec succès en potion chez les blessés; d'où le dicton :

Quy a du bugle et du sanicle
Faict aux chirurgiens la nicque.

La Carline, « ainsy nommée à cause que ce chardon fut monstré » divinement par un ange à l'empereur Charlemagne, pour délivrer » son exercite qui estoit persécuté d'une peste misérable. »

La Valériane, remède souverain « pour les playes de sagette ou de » coup d'épée; faict sortir hors le fert s'yl y est demeuré. »

L'Esclaire, dont la feuille « portée dans les souliers contre la plante » nue des pieds guarit la jaunisse. »

Le Basilic, dont la seule odeur « faict quelquefois naistre au cer- » veau de petits vermisseaux semblables aux scorpions. » O vertu bien plus merveilleuse ! La femme en travail d'enfant, « sy elle tient » en sa main une racyne de basilic avec une plume d'arondelle, elle » enfantera incontinent sans douleur. »

La Sauge, douée de propriété fécondante : « c'est pourquoy les » Egyptiens, après grande mortalité, contraignaient les femmes de » boire ius de sauge avec peu de scel..... afin de concepvoir et produire » force enfans.

L'Ammy, plante qui possède les mêmes vertus, au sujet de laquelle le manuscrit ajoute naïvement une recommandation en toutes lettres que la pudeur empêche de citer ici.

L'Armoise qui, « liée aux jambes et aux cuisses, » permet au voyageur de marcher toujours et sans fatigue.

Les Pommes d'amour, qui « servent à rendre les personnes promptes au jeu célébré par Rabelais. »

Ce serait vraiment peine inutile que de rechercher à quelles sources ont été puisés tous ces remèdes. Quels sont ceux qui dérivent en droite ligne des livres anciens répartis sous les noms de Dioscoride, Pline, Aëtius, Alexandre de Tralles? — Quels sont ceux qui ont été empruntés aux rêveries d'Albert Le Grand, d'Arnauld de Villeneuve, ou de Paracelse? Quelques-uns sont-ils tirés du *recueil des plus beaux ou rares secrets* extraits de l'œuvre de Quercetan, ou bien ne sont-ce pour la plupart que des passages traduits en français de l'*Enchiridium* d'Antoine Mizauld de Mont-Luçon? Qu'importe, après tout, que l'auteur de notre manuscrit ait butiné capricieusement dans les mille volumes d'astrologie judiciaire et de thérapeutique occulte qu'enfanta la renaissance, parmi lesquels il daigne citer les trois livres du Père Castagne, l'un nommé *l'Or potable qui garit tous les maux; le paradis terrestre, et le grand miracle de nature?* Notre recueil comprendrait-il quelques-uns de ces précieux *secretz manuscrits* que le docteur Guyon Dolois, sieur de la Vauche, dut laisser à sa fille, les estimant plus *que la plus riche hoirie.* (Voir son *miroir de beauté et santé corporelle.*)?

Ce que nous tenons à faire ressortir, c'est que la substitution de la langue française à la langue latine, dans les études médicales, eut pour premier résultat, en vulgarisant la science, de faire naître une multitude de recueils imprimés ou manuscrits, presque tous écrits en mauvais style, farcis de recettes absurdes et de prétendus secrets contre tous maux. Au XVIIe siècle, ce grossier empirisme, appliqué à la médecine, est à son comble, et trouve sa plus complète expression dans deux ouvrages de petit format : *La médecine des pauvres*, par M. Du Bé, dont la 5e édition parut en 1678; et le *Recueil des remèdes faciles et domestiques* de Mme Fouquet, dont nous avons parlé. Rien n'égale le luxe innombrable des recettes, si ce n'est la confiance générale avec laquelle on les accueille, et la vanité des illusions qu'elles engendrent. Misérables illusions en effet, que les charlatans auront intérêt à entretenir, que les moines amants du merveilleux accepteront sans difficulté, et qui malheureusement séduiront, dans plus d'une circonstance, les pauvres médecins et les maîtres chirurgiens de nos campagnes !

L'abbaye de Prières, située à dix lieues de Vannes, près de l'embouchure de la Vilaine, appartenait à l'ordre de Cîteaux; ce n'est rien apprendre de nouveau que d'ajouter que ses moines s'occupaient de médecine. Les livres sur la matière étaient nombreux sur les rayons de leur bibliothèque, dont les volumes dépareillés sont dispersés aujourd'hui. Ils sont reconnaissables cependant à leur étiquette latine inscrite sur la première page : *Monasterii Beatæ Mariæ de precibus.*

En l'année 1762, les bons religieux donnaient l'hospitalité à un sieur de Chevy, qui venait d'importer dans le couvent *un spécifique universel.* Ce maître Chevy, qui s'intitulait fièrement médecin et chirurgien, et se vantait d'avoir été l'élève du célèbre Jean-Louis Petit, aurait été fort en peine d'en fournir des preuves authentiques. Il avait été invité par les moines de Prières, sans doute sur la réputation qu'il s'était faite à Rennes par des succès habilement prônés, entre autres la guérison miraculeuse de Madame Saint-Bernard, supérieure d'une communauté de religieuses.

« J'ai été six mois, écrit-il, éloigné de Rennes de vingt lieues, dans un désert où pour toutes perspectives, je n'avais que le flux et le reflux de la mer, l'abbaye de Prières. »

Heureusement qu'il occupe son temps à pratiquer la médecine, au grand applaudissement des moines Bernardins du lieu. Il a la *composition d'un opiate, qui après une purgation seulement enlève la fièvre comme le rasoir coupe la barbe.*

Mais tout cela n'est rien à côté de la fameuse poudre, *le spécifique universel.* Ecoutons maître Chevy : il y avait à l'abbaye un certain diacre frère Brère, tombé tout-à-coup dans une paralysie universelle, au point d'être obligé de se faire moucher par un domestique. Quatorze prises du spécifique suffisent pour lui faire recupérer l'usage de ses membres.

Un autre religieux nommé Dom Dumaine, était privé depuis huit ans du service de ses jambes, quelquefois des bras et des mains *par des douleurs moins goutteuses que caterreuses.* Dès la première prise il a ressenti un soulagement extraordinire. Dom Dumaine est si content qu'il promet au chirurgien son hôte *que quand même il ne guérirait pas radicalement, il publierait qu'il n'y a de véritable médecine que celle du spécifique universel.*

Dans une autre lettre, Chevy revient sur le traitement de Dom Dumaine. Dès la première prise une bride de genou du côté gauche retenant la jambe et la cuisse disparut ; à la seconde prise, *un espèce de cordon qui prenait depuis le haut de la cuisse jusqu'aux reins et l'empêchoit d se tenir debout, s'évanouit.*

Le maître chirurgien triomphe et termine sa lettre par cette phrase qui peint sa joie et celle de tout le couvent : « tous les religieux ne veulent plus être purgés qu'avec ce remède, tant ils le trouvoient doux, benin et efficace en ses productions » (lettre du 19 décembre 1762).

Un officier, croix de Saint-Louis, des environs de Vannes, avait eu affaire à Chevy qui, après examen lui avait dit : vous avez *six pintes d'eau épanchées dans la cavité du ventre inférieur ;* vous avez à choisir entre les moyens de la chirurgie ordinaire, c'est-à-dire l'opération de la paracentèse par le trocart, ou le spécifique universel. Chevy ajoutait que la ponction du ventre *ne le mettroit pas à l'abri du retour*, tandis que les poudres *sans ouverture au dehors le guériroient radicalement.*

Le vieux soldat opta courageusement pour le spécifique. Dix prises suffirent pour le débarrasser de son hydropisie. *Qui pourroit contester pareil fait produit par le remède universel !* Personne ne l'oserait certainement, Monsieur de Chevy, ô chirurgien trois fois illustre, qui vous intitulez pensionnaire des États de Bretagne, et qui avez soin de nous avertir que vous avez été *décoré des quatre mineurs* après quinze années *de bonnes études en théologie.*

Le remède universel dont maître Chevy, et à son exemple les Bernardins de l'abbaye de Prières, chantaient les louanges, avait fait grand bruit vers le milieu du XVIIIe siècle. Jean Ailhaud, un de ces empiriques affublés d'un titre de docteur en médecine, avait inventé le merveilleux spécifique. Son fils, le baron de Castelet, était l'héritier du secret, et l'avait glorifié dans un livre, modèle du genre, où étaient rapportés des milliers de lettres, certificats et attestations élogieuses. Des dépôts de la poudre avaient été établis dans les principales villes de France. A Rennes, ce rôle de dépositaire était échu au chirurgien de Chevy, qui touchait une prime, et nous avons vu de quelle manière il savait faire mousser sa marchandise. Les poudres du sieur Ailhaud jouirent d'une grande vogue en Bretagne, si on en juge par les nombreuses demandes et les certificats de guérisons que nous avons sous les yeux, revêtues de la signature d'une quantité prodigieuse de personnes, parmi lesquelles on distingue, comme toujours, des curés, des moines de tous ordres, depuis les Carmes jusqu'aux Cordeliers, et même des apothicaires et des chirurgiens.

O charlatans des temps modernes, vos pompeuses réclames ne sont que des plagiats. Procurez-vous ce petit livre de douze cents pages, et puisez-y des leçons : « Médecine universelle prouvée par le raisonnement, démontrée par l'expérience, ou précis du traité de Jean Ailhaud, docteur en médecine de la Faculté d'Aix, par messire Jean-Gaspard Ailhaud, son fils (1762). — Lettres de guérisons opérées par le remède universel. (*Carpentras*, 1763-1764.) »

V

Les Maîtres-Chirurgiens entre eux. — Leurs rapports avec les Médecins, les Apothicaires, les Barbiers-Perruquiers. — Rivalités et procès.

Les relations des chirurgiens entre eux n'étaient pas toujours telles que l'esprit de confraternité l'aurait désiré. Elles se ressentaient fort souvent de leur peu d'instruction et de la grossièreté de leurs manières. De là des tiraillements, des luttes intestines et des procès, les jalousies de métier se donnant rendez-vous dans la salle d'audience du Présidial, où nous retrouvons nos chirurgiens sur le banc des plaideurs et même sur celui des accusés.

Tantôt c'est un maître chirurgien qui débauche l'apprenti d'un de ses collègues, et viole l'article 19 des statuts; tantôt c'est un garçon barbier qui réclame son salaire et ne reçoit que des injures; ou bien c'est un chirurgien qui refuse d'obtempérer à l'article 15, qui lui enjoint de partager honnêtement les émoluments avec l'auteur d'un premier pansement. Un autre jour, les maîtres coalisés contre un aspirant qui désire s'établir à Vannes, et les menace de sa concurrence, s'entendent pour ne pas assister à l'examen. Le lieutenant-général de police assigne les examinateurs récalcitrants et leur adjoint d'office des maîtres chirurgiens d'Auray *non suspects*.

Puis, c'est la veuve d'un maître qui continue en vertu de son privilége à tenir boutique, et finit par convoler en secondes noces. Dès ce moment elle doit fermer boutique, et si son nouveau mari est un de ses garçons barbiers, il doit immédiatement se présenter aux épreuves de *maîtrise* et faire *le chef-d'œuvre*.

D'interminables contestations surgissent encore à propos de la vente et du fermage des boutiques, ou des offices de *chirurgien juré aux rapports*.

Les occasions de réunion pour les maîtres chirurgiens de Vannes étaient fréquentes. Mais il arriva plus d'une fois qu'elles donnèrent lieu à des altercations que le règlement avait prévues, ou à des voies de fait que le tribunal de police fut appelé à juger.

Exemple : Un jour de l'année 1659, MM. les maîtres chirurgiens de la ville et faubourgs étaient en liesse. Il s'agissait de la réception à maîtrise de l'aspirant Doby. Parmi les compagnons se trouvait un nommé Du Lattay, que ses confrères voyaient depuis longtemps d'un mauvais œil, mais qu'on avait invité à la réunion sous prétexte de réconciliation.

Après les examens, qui eurent lieu à la *maison commune*, la corporation au grand complet se rassembla le soir dans une taverne pour fêter la bienvenue du récipiendaire et partager la *collation*, qu'il leur offrait suivant la coutume.

Le festin fut arrosé sans doute de copieuses libations. Les têtes s'échauffèrent. Maître Du Lattay d'humeur querelleuse eut des mots avec Ignace Hamard. Bref on en vint aux coups de poings. Les torts étaient, paraît-il, du côté de Du Lattay, qui avait attaqué le premier. Tous les maîtres se ruèrent sur lui et le renversèrent. On le prit à la gorge, et on allait l'étrangler, lorsque les cris de l'hôtesse et d'une sienne nièce appelant au secours, mirent fin à la lutte.

Maître Du Lattay, tout ensanglanté, « blessé, contus au visaige, à la » gorge et en plusieurs endroits de son corps, » suivant les termes du procès-verbal, fut ramassé par le guet, et conduit en prison. Ignace Hamard, qui aussi lui montrait des blessures et était le premier offensé, s'empressa d'intenter contre Du Lattay une poursuite en réparation.

Les plaidoieries remplirent toute une audience. Le prisonnier Du Lattay comparut, assisté d'un avocat et d'un procureur, sous l'escorte des sergents. Mais à la seconde audience il faisait défaut. Les sergents venaient apprendre à MM. les juges qu'il s'était évadé la nuit de la prison, après avoir corrompu le geôlier. Sentence du présidial qui condamne le geôlier à rétablir Du Lattay dans son cachot, et à une amende solidaire de 240 livres. Le maître chirurgien fut réintégré. Puis un arrêt du Parlement de Rennes vint plus tard ordonner son élargissement, sous caution. On plaida encore, et l'affaire finit par se terminer sans condamnation (1).

En présence de si regrettables incidents survenant au milieu de dîners de corps, on trouvera juste que les ordonnances de police de Vannes aient à différentes reprises interdit les banquets de réception à maîtrise :

« Deffendons tous festins et banquets soubz pretexte de confrairie de » communautés à peine de cinquante livres d'amande. » (Ord. génér. 1er avril 1672. — Vennes, registre de police.)

MÉDECINS ET PHARMACIENS.

On a déjà compris pourquoi de tout temps à Vannes et dans toute la Bretagne, les docteurs en médecine et les pharmaciens, sous le rapport du savoir et de l'éducation, dépassaient de toute la tête les chirurgiens-barbiers, qu'ils dédaignaient, ne les considérant que comme des manœuvres au service de l'art de guérir. *Illeterati chyrurgi*, les chirurgiens sont des illettrés, disaient les médecins : expression pleine de mépris et qui avait une grande portée dans un siècle où la langue latine était encore la langue scientifique par excellence.

(1) Arch. départ. — B. 734. — XL — XLI.

Il ne paraît guères que dans notre pays les chirurgiens aient jamais tenté de secouer le joug. Leurs statuts ne mentionnent aucun article qui soit relatif à leurs priviléges vis-à-vis des médecins et des pharmaciens. On se rappelle que ces derniers au contraire avaient inséré dans leurs statuts des clauses prohibitives, qui frappaient les chirurgiens, auxquels il était défendu de fournir des *clystères*, et de posséder chez eux des vases nommés *chevrettes* (1).

A l'égard des médecins, les maîtres chirurgiens étaient leurs très humbles serviteurs. Et en toute occasion, quelle infériorité! Présidence partout et suprématie du docteur : aux fêtes patronales de saint Côme et de saint Damien ; aux examens, aux dispensations de *chefs-d'œuvres de maîtrise*, aux assemblées importantes de la corporation. Toutes les lettres de réception sont signées d'un docteur en médecine, conseiller du roi. Dans la pratique, c'est le médecin qui alimente la clientelle en fournissant des saignées. S'il s'agit d'une opération chirurgicale sérieuse, il faut un médecin ; d'une expertise judiciaire, un médecin est encore de rigueur. Nous lisons, il est vrai, dans l'ordonnance de police de M. le sénéchal de Vannes de 1672, qu'il est défendu à « tous médecins, apoticquers et chirurgiens de s'immiscer » de faire fonctions les uns des autres sous peine de cent livres. » Mais en y regardant de près le maître chirurgien avait plus d'une raison de croire que cette défense le touchait particulièrement, et il savait fort bien que le domaine si étroit de l'art de chirurgie ne portait pas envie à ses deux supérieurs dans l'art de guérir.

Le chirurgien n'avait donc ni vue ni action sur le médecin, il n'en avait pas beaucoup plus sur le maître apothicaire. Un abyme le séparait de ce dernier, et mal lui aurait pris de s'attaquer à un membre de cette florissante corporation avec laquelle nous avons fait connaissance.

En 1680, il advint cependant à un chirurgien-barbier de Sarzeau d'oser se mesurer avec un apothicaire. Il est vrai qu'il ne s'agissait que d'un simple serviteur apothicaire du nom de Jean Duportal.

Ce Duportal avait été installé par le recteur de Sarzeau pour traiter et médicamenter les pauvres malades de l'hôpital érigé par les soins dudit recteur sur la presqu'île de Ruys.

Le chirurgien crut l'occasion bonne et dénonça l'intrus, en l'appelant par devant MM. les juges de la juridiction. L'apothicaire fut condamné par sentence à cesser « toute fonction de pharmacye jusqu'à s'estre fait » recevoir par les formes à peine de deux cents livres d'amende. »

Jean Duportal interjeta appel de la sentence par devant *M. le senes-*

(1) Art. 19 —....... Que les chirurgiens et barbiers ne pourront fournir dans la ville et fauxbourgs de Vennes aucuns medicaments internes comme clystaires, medecinnes, potions, syrops, ... et que deffenses leur seront faites d'avoir chez eux pots et chevrettes. (*Statuts de la Confrérie des maîtres apothicaires de Vannes, 1752.*)

chal de Vennes, et il faut voir sur quel ton et avec quel dédain il traite son adversaire dans sa supplique, et étale en regard ses propres succès et ses cures nombreuses, « ce que jalousant un nommé Maucour, quoyque seullemant chirurgien, et partant incapable de cognoître des oppérations du suppliant. »

La Confrairie des maîtres apothicaires de Vannes fut convoquée. Duportal passa les examens, fut reçu à la maîtrise, et put retourner à Sarzeau, à la barbe de son rival, avec son diplôme qui spécifiait qu'il avait *passé à suffisance*, et qu'il avait eu pour *chef-d'œuvre* trois compositions célèbres : *l'Electuaire diacarthani*, *la poudre des trois Santaux et l'onguent de Santale.*

La coutume avait établi en Bretagne que toutes les fois que dans une petite ville il n'y avait pas d'apothicaire, le chirurgien-barbier en tenait lieu; et réciproquement, quand il y avait absence de chirurgiens, le maître apothicaire avait la liberté de cumuler les deux fonctions. Ces praticiens mixtes s'intitulaient donc tantôt « maistres chirurgiens-» apothicaires, tantôt maistres apothicaires-chirurgiens. »

Mais il arriva que dans les grandes villes, comme Nantes, Vannes, Saint-Brieuc, malgré qu'il y eût des chirurgiens, nombre de maîtres apothicaires trouvèrent commode et lucratif d'exercer en même temps les fonctions de chirurgiens-barbiers. Ils se croyaient en règle, du moment qu'ils avaient gagé les deux maîtrises et étaient pourvus des deux lettres de réception.

Les chirurgiens, que leur manque d'instruction mettait dans l'impossibilité de prendre leur revanche, en abordant les examens de pharmacie, n'eurent d'autres ressources que de se plaindre, et le Parlement de Bretagne, cette fois encore, dut intervenir en leur faveur, en prohibant le cumul : l'arrêt de la cour, qui est du 14 novembre 1691, porte défense aux maîtres apothicaires « faisant profession » ouverte de chirurgiens et pharmaciens de continuer à l'advenir ces » fonctions, et dans le cas où ils seroient maistres en l'un et l'autre des » dits arts, ils seront teneus d'opter et choisir l'un deux, sans pouvoir » exercer tous les deux ensemble, sur les peines qui escheent. » (Arr. du Parlement de Bretagne, 14 novembre 1691.)

BARBIERS-PERRUQUIERS.

Les chirurgiens-barbiers de Vannes eurent souvent maille à partir avec leurs confrères en barberie, les barbiers-perruquiers.

Les barbiers-perruquiers, réunis aussi eux en association mutuelle, s'ingéraient toujours, malgré les ordonnances, de faire un peu de chirurgie, c'est-à-dire qu'ils pratiquaient des saignées et s'arrogeaient le droit, qui leur avait été jadis concédé par Charles V, de *panser les clouds, les bosses et playes ouvertes non mortelles.* Quelques-uns mêmes allaient jusqu'à suspendre une *ligature* à leur enseigne.

Il y avait en outre en ville une foule d'individus qui, sans titre, se permettaient de faire les barbes, au grand préjudice des maîtres chirurgiens, auxquels appartenait par privilége le maniement du rasoir, de concert avec les maîtres barbiers-perruquiers. L'abus allait croissant. Les chirurgiens s'en plaignaient, l'orage éclata en 1690.

C'était l'époque où les énormes perruques à la Louis XIV étaient en vogue. Leur confection et l'obligation de les peigner et de les poudrer chaque matin, avaient relevé l'importance du ministère des barbiers-perruquiers. Leur nombre était considérable; leurs bénéfices très suffisants, et il y avait vraiment peu de générosité de leur part à vouloir encore faire concurrence aux chirurgiens.

La corporation des chirurgiens résolut de couper le mal dans sa racine. Une plainte fortement motivée fut adressée à M. le sénéchal et juge de police de Vannes.

Dans le cours des débats, le maître chirurgien Lepicier comparaissait en qualité de représentant et mandataire de la Confrérie. Par leur remontrance, les maîtres chirurgiens de la ville et fauxbourgs exposaient que, nonobstant des arrêts nombreux du Parlement de Bretagne, qui règlementaient l'exercice et fonctions de barberie, ils ne laissaient pas d'être troublés par différents particuliers sans titre, dont les entreprises, si elles étaient autorisées, ruineraient entièrement non-seulement la profession, mais aussi les maîtres chirurgiens, lesquels se trouveraient hors d'état de continuer de « servir avec autant de zèle qu'ils font les » hospitaux de cette ville, et tant de pauvres honteux pour lesquelz ils » se sacrifient volontairement, et mesme obligés de quitter cette ville » pour chercher ailleurs les moiens de se soutenir dans un estat raisonnable; et comme le publicq a besoing de chirurgiens dans les » occasions, il est juste que leur subsistance qui se trouve dans une » des oppérations de leur art comme dans la barberie, qui est un » moien qui prépare à la chirurgie, leur soit conservée. »

En conséquence, la corporation demandait humblement qu'il plaise à la cour, en vertu des arrêts du Parlement du 22 octobre 1670, 20 octobre 1677, 15 juin 1685 et 5 juin 1688, de faire *cesser desdites fonctions de barberie et chirurgie* tous ceux qui n'y sont point autorisés.

Suivent les noms des délinquans : « Rousseau, demeurant près la » porte S.-Salomon; Jan Nevat, demeurant sur les Lisses; Glouanec, » Quinio, demeurant sur le pont S.-Vincent; Marc Ignace, dit Oliviéro, » demeurant près l'esglise de l'Hostel-Dieu; Pierre Latour, joueur de » fleute, demeurant au haut de la grande rue de S.-Patern; François » Lacroix, demeurant à l'entrée de la boucherie; Leguern, demeurant » près le marché; Le Marchant, près les filles de la Charité. »

« Ce que faisant, » disaient les maîtres chirurgiens, « ce sera un » moien que chascun vive de l'estat qu'il embrasse, et obligera les » maistres en particulier, à redoubler leurs estudes et leurs soins pour

» la conservation du publicq, et à prier Dieu pour la conservation de » vostre santé et de vostre famille. »

L'éloquente péroraison des chirurgiens-barbiers toucha la Cour, et malgré les plaidoieries adverses, le présidial rendit une sentence confirmative de leurs droits, en reconnaissant que *l'opération de la barbe est un moien qui prépare* à la chirurgie. (Sentence du présidial du 1er octobre 1690).

Trente ans plus tard, nouveau procès intenté contre des perruquiers rebelles. Les représentants de la Compagnie devant la justice sont : Philippe Gerard et Pierre Guilloux, maîtres chirurgiens jurés à Vannes. Le sieur Gabriel Lhonneur, qui n'est qu'un simple perruquier, a poussé l'audace jusqu'à mettre à sa fenêtre un bassin d'étain et une *ligature*, emblême de la saignée, affichant ainsi la prétention d'exercer l'art de chirurgie.

Cette fois encore le siége fit droit à la plainte des chirurgiens, condamna le perruquier à une *amende de trois livres*, et lui intima défense à *l'advenir d'avoir enseignes*, *marqués et instruments de cet art*, autorisant du même coup ses adversaires à faire des visites à l'improviste chez les coupables, et *se saizir des dittes marques et instruments de chyrurgie*. (Sentence du 14 mars 1720).

La communauté des maîtres chirurgiens était satisfaite : la justice était de son côté. Aussi avec quelle joie durent-ils accueillir les lettres-patentes du roi du 6 février 1725, qui enjoignaient aux perruquiers d'avoir des *boutiques peintes en bleu*, *fermées de chassis à grands carreaux de verre*, sans aucune *ressemblance aux montres des maistres chirurgiens*. Ils mettraient à leur enseigne des *bassins blancs* pour marque de leur état, et pour faire *différences de ceux des maistres chirurgiens*, *qui en ont de jaunes*.

En outre on imposait aux perruquiers la condition expresse d'inscrire en grosses lettres sur l'enseigne :

Barbier, *perruquier*, *baigneur*, *estuviste.*
Céans on fait le poil, *et on tient bains et estuves.*
(Lettr. pat. du 6 février 1725.)

L'art. 43 des lettres royales reconnaissait aux barbiers-perruquiers seuls le droit « de faire le poil, bains, perruques, étuves et toutes sortes d'ouvrages de cheveux. »

Ces chirurgiens, si empressés de revendiquer leurs priviléges, autant par motif d'intérêt que de dignité, ne craignaient pas à l'occasion de s'abaisser au point d'empiéter sur les attributions de leurs ennemis. Nous avons vu plus d'une tentative de leur part pour arracher aux perruquiers le privilége commun de raser la barbe. La famine faisant taire l'amour-propre, ils en étaient venus à envier la prospérité des boutiques rivales, où l'industrie et le commerce des cheveux se donnaient la main.

Sous le règne de Louis XIV, Jan Cadoret, syndic en charge de la communauté des barbiers-perruquiers de la ville de Vannes, et Jan Gautier, ancien prévôt, se présentaient à la barre, et prouvaient aux juges du présidial que dans trois boutiques de maîtres chirurgiens, on tondait les têtes, et qu'on faisait le commerce des perruques et des tours. Ils démontrèrent de plus qu'à cet effet on employait dans ces boutiques des garçons perruquiers.

Le tribunal donna gain de cause aux demandeurs, en ordonnant à maître François Doby, et aux veuves de Jan Du Lattay et de Gabriel Sauton, d'avoir à se renfermer dans l'exercice de la chirurgie et barberie, sans envahir le domaine des maîtres perruquiers, et de n'employer désormais dans leurs boutiques *que des fraters et garçons-chirurgiens* (Sentence du mois de juin 1698).

Malgré tout, les chirurgiens-barbiers de Bretagne et les barbiers-perruquiers appartenaient à la même juridiction. Le premier chirurgien du roi, par la déclaration de 1719, avait été nommé leur chef commun, gardien de leur chartes, statuts et privilèges; et chacun d'eux allait avoir à lui payer une redevance pour droit d'avénement.

Notre intention n'est pas de retracer l'histoire de la corporation des barbiers-perruquiers de Vannes et de sa banlieue, corporation d'origine très ancienne, qui avait ses statuts et ses franchises, et à sa tête un *syndic* ou *abbé* nommé à la majorité des suffrages. Mais puisque nous les trouvons sur notre chemin, au déclin du XVIIe siècle, nous raconterons ici un de leurs exploits, à titre d'étude de mœurs.

Au mois de novembre 1699, la tenue des États de Bretagne avait lieu à Vannes : les perruques formidables étaient plus que jamais à la mode, et MM. de la noblesse, comme les députés du tiers, n'entraient jamais dans la salle que le chef revêtu d'une majestueuse perruque à cornes bien peignée et poudrée fraîchement.

Deux maîtres perruquiers de Rennes, François Coulon et Claude Bertaut, avaient cru devoir suivre MM. des États jusqu'à Vannes, et s'étaient installés avec l'intention de conserver leur clientèle, et, en effet, leur commerce allait à merveille.

La corporation des barbiers-perruquiers de Vannes vit dans ce fait une atteinte grave à ses privilèges. L'émotion fut vive parmi les maîtres, et la guerre commença. Trois compagnons barbiers, les plus braves sans doute, Jan Boulanger, Duvivier et Cadoret, se transportèrent à l'improviste au domicile de leurs concurrents, firent irruption dans la boutique, au moment où ceux-ci *étoient à vendre leurs perruques aux gentilshommes des Estats*, causèrent un vacarme inouï, et sans plus de façon arrachèrent à l'étalage *deux perruques blondes pareilles à celles*, dit l'acte d'accusation, *qu'avait acheptées M. de Querambourg, de la valeur de trois-cent-soixante-six livres.*

Les marchands de Rennes firent assigner les perturbateurs devant

M. le lieutenant-général de Police, demandant qu'on leur restituât *les deux perruques non gastées ni cassées*, ou une somme équivalente à leur valeur.

Leur avocat réduisait à néant les prétentions des barbiers de Vannes, qui n'allaient à rien moins, disait-il, qu'à priver tous les gentilshommes de la noblesse *de se faire coëffer à leur fantaisie*, en les forçant à acheter les perruques bonnes ou mauvaises *au prix que vouldraient ceux de Vennes, ce qui est contraire au bon sens et à la liberté publique.*

Le procureur des barbiers de Vannes soutint énergiquement que personne autre qu'eux n'avait le droit de faire le commerce de cheveux dans la ville, fauxbourgs et ressort du présidial. Il exhibait à l'appui les édits royaux, les lettres-patentes, la coutume, les statuts de la confrérie approuvés et enregistrés. Enfin il concluait à une condamnation à 500 livres d'amende. Il niait du reste formellement le rapt des deux perruques blondes.

Les perruquiers de Vannes avaient mille fois raison de revendiquer leurs priviléges. M. le sénéchal était mis en demeure de leur rendre justice. Qu'allait-on décider? La cour consulta les commissaires du roi aux États Ceux-ci prirent sous leur protection les marchands perruquiers de Rennes. Il y avait lieu, disaient-ils, de faire une exception, conformément à la coutume. Dès-lors, le lieutenant-général de police Dondel refusa, par sa sentence, de donner gain de cause aux perruquiers de Vannes, et autorisa la concurrence étrangère, à titre d'exception et seulement pendant la tenue des États. (Sentence de novembre 1699).

VI.

La Chirurgie extrà-officielle. — Les Rebouteurs. — Les Opérateurs cosmopolites. — Les Inciseurs, Lithotomistes, Oculistes, Officiers de santé de l'armée.

Il va sans dire qu'on se ferait une idée imparfaite de l'état des choses, si on s'imaginait que l'art chirurgical en Bretagne n'était desservi que par les chirurgiens-barbiers. A côté d'eux et autour d'eux n'y avait-il pas, dans nos campagnes, toute la tourbe des guérisseurs populaires, tels que les frotteurs, les releveurs de luette, les poseurs de hurles, les sorciers opérateurs? N'y avait-il pas les rebouteurs, dont le prestige était une véritable puissance, et auxquels appartenait la spécialité de traiter les entorses, de remettre les membres démis, et d'appareiller les fractures. Personne ne leur contestait ce droit. On citait des sentences rendues par plus d'une juridiction, qui conféraient le droit d'exercer le métier de rebouteur. Le parlement de Rennes lui-même avait été mis en demeure de faire connaître son opinion, et plusieurs arrêts motivées avaient consacré ce droit exceptionnel.

Ainsi en 1602, appelée à juger le fait d'un prêtre qui se donnait comme rebouteur, la cour déclara qu'effectivement il était défendu aux ecclésiastiques de pratiquer la chirurgie, mais qu'ils pouvaient néanmoins *remboëter les os et guérir les nerfs tressailliz sans autre exercice de chirurgie.*

Le siècle suivant, le parlement de Bretagne ne se déjugeait pas. Un maître chirurgien de Châteaubriand, François Vigé, avait obtenu un jugement sur requête, qui faisait défense à toute personne d'exercer la chirurgie, sans être pourvue d'un diplôme. Le 5 juin 1732, il fit assigner devant les mêmes juges une certaine Marie Chabin, femme d'un marchand de la ville, laquelle pratiquait activement la chirurgie des entorses et des luxations.

Marie Chabin comparut à l'audience, et nia qu'elle ait jamais exercé la chirurgie. Elle avait seulement, disait-elle, comme auparavant, continué à exercer un talent particulier pour la restauration des membres et des autres parties du corps humain ; mais cette restauration dans laquelle elle excellait n'était point un attentat à l'autorité de la cour : elle soutenait en outre qu'elle prodiguait ses soins gratuitement.

Le maître chirurgien y répondit en faisant assigner de nombreux témoins. De leur témoignage il résulta que la rebouteuse avait pratiqué deux saignées à un client, et qu'elle en avait traité un autre *d'une piqueure de nerf faite par un fer chaud.* Les juges de Châteaubriand condamnèrent la délinquante, et le chirurgien sortit vainqueur de l'audience.

Le procès ne devait pas en rester là. Il y eut appel au parlement de Rennes. Le défenseur de Marie Chabin étala devant la cour un nombre prodigieux de certificats et d'attestations de cures merveilleuses, attestations revêtues, comme toujours, de mille signatures. Il se complut surtout dans le tableau *d'une guérison parfaite d'une jambe gangrennée que Vigé avait voulu couper.* Le pauvre chirurgien, d'accusateur qu'il était, devenait l'accusé, et les rieurs passaient du côté de son adversaire.

La cour réforma la sentence de Chateaubriand, et par son arrêt du 12 juin 1733, permit à la Chabin de *continuer de travailler à la restauration des membres brisez, cassez, disloquez, et d'employer tous les remèdes nécessaires jusqu'à parfaite guérison, avec défense à tous de la troubler ni inquiéter.* (Arr. du parl. de Bretagne, 12 juin 1732).

D'autre part, voici ce qui se passait à Brest, vers la fin du XVIIe siècle.

En 1688, un certain Yves Lunven était proposé en sous-ordre à la garde des magasins du port, et ce particulier se donnait comme un rebouteur habile.

Les chirurgiens de Brest se plaignirent de ce qu'il exerçait illégalement la chirurgie, sans être pourvu d'aucun degré ni d'aucun diplôme.

M. de Pont-Chartrain, alors ministre de la marine, fut obligé d'intervenir. Voici sa lettre, datée du 27 juillet 1701 et adressée à l'intendant du port de Brest : « Sa majesté trouve bon que le nommé Yves Lunven, qui a le secret de remettre les membres cassés et disloqués soit employé sur l'estat du port de Brest, et elle le fera comprendre sur le premier qui sera envoyé. Cela suffit pour l'empescher d'estre inquiété par les chirurgiens de la ville, sans qu'il soit nécessaire de lui faire donner des appointements, et il pourra continuer à se faire payer par ceux pour qui il travaillera. »

Il paraît que les chirurgiens trouvèrent mauvais qu'un ministre de la marine devint ainsi dispensateur de priviléges concernant la pratique chirurgicale. Ils continuèrent leurs plaintes, et commencèrent des poursuites contre le rebouteur devant les tribunaux.

De là une nouvelle intervention de l'intendant : par une lettre du 24 mai 1702, il est dit :

« MM. les maires et eschevins tiendront la main au nom de S. M., à ce qu'il ne lui soit donné aucun trouble par les chirurgiens de la ville, attendu qu'il s'agit du publicq qui doit toujours prévaloir sur l'intérêt particulier. » (Hist. de Brest, Levot. page 117, tome 2.)

Cet argument de l'intérêt public, invoqué en toute occasion, encore aujourd'hui, n'est pas nouveau, comme vous le voyez.

C'est sans doute le même qui prévalait dans l'assemblée des États de Bretagne, tenu à Rennes, lorsqu'elle votait la délibération suivante en 1665.

« Les États, après en avoir délibéré, font une pension de 400 livres au chevalier de Saint-Hubert, qui dit avoir l'honneur de descendre de saint Hubert, et avoir le pouvoir de guérir la rage, ce qu'il a prouvé en guérissant 7 enragés, rien qu'en les touchant sur la teste, au nom de Dieu et de M. saint Hubert, chose très utile pour la province. »

Que dites-vous, Messieurs, de ces trois ordres des États de Bretagne, clergé, noblesse, et tiers-état, délibérant gravement à Rennes, il y a deux siècles, sur la vertu des simples attouchements d'un pauvre diable de genthilhomme, dont la misère était sans doute mille fois plus authentique que ses guérisons miraculeuses.

Ces arrêts du parlement de Bretagne et ces actes ministériels frappaient à mort la chirurgie. Tous les grossiers opérateurs, qui infestaient nos campagnes et même nos villes, allaient désormais s'agiter au grand jour, et perpétuer sur l'art chirurgical des préjugés qui durent encore. Les rebouteurs de nos jours, dont le talent est héréditaire, se rappellent avec orgueil que leurs aïeux étaient brevetés par l'autorité, et leur métier reconnu utile au bien public. Il était réservé à notre siècle de voir plus d'une tentative dans le but de restituer aux rebouteurs le privilége que leur avait définitivement enlevé la loi de ventôse an XI. On se souviendra longtemps d'un arrêt malheureux rendu par la cour de Toulouse le 6 juillet 1843, qui établissait que le métier de rebouteur *rend de grands services à l'humanité*, et doit être distingué de la profession de médecin. Dieu merci, la cour de cassation réforma la décision des juges de Toulouse, et la frappa de nullité par son arrêt du 1er mars 1844.

Indépendamment de ces praticiens ruraux qui pullulaient en Bretagne, la chirurgie était encore représentée par tous les opérateurs nomades qui traversaient les villes en habit de grands seigneurs, en costume d'arlequins, ou en robe de moines; dentistes, oculistes, inciseurs et lithotomistes, qui ne se faisaient pas faute d'exploiter la pharmacie, en vendant des vermifuges et de l'orviétan. Quelques-uns prônaient des spécifiques miraculeux contre les maladies contagieuses, et s'adressaient de préférence aux vieux militaires qui n'avaient pas seulement que des cicatrices de blessures à montrer comme souvenir des grandes guerres de Louis XIV.

Il ne se passait guères de mois qu'à Vannes M. le Sénéchal n'eût à statuer sur la supplique de quelques-uns de ces chirurgiens ambulants qui venaient on ne sait d'où, s'installaient dans la ville, avec sa permission, et y pratiquaient leurs exercices, à la porte des vrais chirurgiens et à leur détriment.

Je trouve dans les dossiers du lieutenant de police une permission de ce genre accordée à un sieur Lescop s'intitulant *oculiste lithotomiste*. Ce charlatan fit merveille à Vannes, en qualité d'abatteur de cataractes, et de tailleurs de calculs. Il avait édifié sur la place des Lices un théâtre improvisé, sur lequel il faisait jouer des marionnettes, pour attirer le public, à grand renfort de clairon et de tambour. Voici le texte de l'autorisation délivrée à cette circonstance par le seigneur de Gravelles, lieutenant général de police de Vannes.

« Vu la requeste du sieur Jan-Baptiste-Aurélien Lescop, les conclusions de maistre Mallet, avocat, et tout considéré..... nous avons permis audit Lescop de faire élever un théâtre sur la place des Lices de cette ville, pour y distribuer ses remèdes et y exercer son art d'occuliste-lithotomiste, et faire des opérations manuelles pendant le temps de trois mois, à l'exclusion de tous ceux qui pourraient se présenter pendant ledit temps... parce qu'il restablira à ses frais le pavé où il aura causé quelque dommage; mesme lui avons permis de faire représenter des marionnettes, et avons fait deffenses à toutes personnes de le troubler dans ses fonctions.

Vannes, le 28 octobre 1736. »

A coté de celle-là, voici une autre permission en faveur d'un sieur René Mahé, motivée sur ce que depuis plusieurs années *il a travaillé, et travaille continuellement dans les différentes villes du royaume à la guérison des yeux et autres maladies, desquelles guérisons il a eu l'applaudissement du publicq.* Aux mêmes conditions que le précédent, l'oculiste Mahé trônera sur la grande place de Vannes *pendant deux mois* (1).

La communauté des chirurgiens de Vannes ne forme aucune opposition. Il ne paraît même pas que les concurrents aient à lui payer une redevance, comme ils étaient tenus de le faire dans d'autres villes.

En l'année 1770, un charlatan de cette espèce s'est arrêté à Vannes, et voici le texte des prospectus imprimés qu'il répandit à profusion :

PAR PERMISSION DU ROI.

Le sieur Turlin, médecin consultant des urines, et chirurgien reçu par arrêt du conseil d'État du roi, en l'école royale de médecine, au bureau de la commission, confirmé et enregistré au grand conseil.

L'usage de l'art de médecine que j'exerce depuis longtemps de père en fils, concernant les cures et opérations étranges mentionnées ci-dessous, dont je ne donne aucune consultation sans avoir vu l'urine de la personne.......

Après une étude de plusieurs années, j'ai trouvé le moyen de connaître ce fluide, qui, étant la vraie lessive du sang, c'est lui aussi qui nous en fait connaître son acide et sa mauvaise qualité.......

Je fais avec succès l'ablation de la cataracte, c'est-à-dire, je donne la vue aux aveugles, la personne fût-elle privée de la vue depuis vingt ans.......

Je possède le vrai secret de guérir l'épilepsie ou mal caduc.......

Je fais l'opération du cancer et fil chancreux.......

J'ai un remède assuré contre les éthesies, phetesies, asmes, toux, ou flus de ventre.......

Je fais l'extraction de la pierre au grand et au petit apareil.......

Je réunis les becs de lièvre ou lèvres fendues.

Je fais l'opération de la descente de boyau, s'il est besoin qu'elle soit faite.

J'ai un secret immanquable pour les surdités ou tintements d'oreilles causés par des humeurs qui en crassent les timpants.......

Je guéris les hidropiques par un secret infaillible que j'ai apporté d'Italie, sans faire la ponction.......

Et comme je ne suis pas exempt de critique, je prie le public de ne me

---

(1) Les charlatans inspecteurs d'urine passaient souvent par Vannes, et s'y faisaient annoncer à son de trompe. Les moines de nos couvents, ceux de la Chartreuse d'Auray par exemple, ne manquaient pas ces bonnes occasions, et nous les voyons envoyer leurs eaux à Vannes, en l'année 1541, et recevoir en échange les consultations d'un empirique *portugaloys*, qui faisait des miracles.

point condamner sans m'avoir consulté et vu opérer. C'est la grâce que j'espère d'un chacun.

Je juge donc des urines.......

J'ai trouvé la facilité de connaître la maladie des personnes en me disant l'âge, le malade fût-il à dix lieues, pourvu que l'urine soit du matin.

J'ai un remède immanquable pour la rage.......

Les personnes attaquées par diverses maladies viendront chez Mme veuve Dahirel, rue des Orfèvres, Vannes.

(B. 720. — ann. 1770.)

Notez que cette tolérance coupable de l'autorité, qui trouvait sa justification dans l'aveuglement du public, n'avait pas toujours été telle. Des sentences nombreuses de présidiaux, et des arrêts du parlement de Bretagne avaient autrefois interdit la chirurgie voyageuse. Vers le milieu du XVIe siècle, une sentence du sénéchal de Nantes avait condamné un certain Julien Laffray *pour avoir taillé un enfant sans conseil de médecin*, et cette sentence avait été confirmée par le parlement de Rennes dans son arrêt du 26 mars 1572. Le lithotomiste fut frappé d'une amende de 60 livres, *avec défence sur peine de punition corporelle, de s'immiscuer à l'advenir de tailler aucunes personnes sans conseil de médecin approuvé et reçeu en la faculté de médecine et chirurgiens expérimentez, et qu'il n'eût fait apparoir avoir esté juré et reçeu audit art de chirurgie.*

On voit par là ce qui se passait à Vannes. Dans les petites villes et dans les bourgades c'était bien pis encore. Les opérateurs spécialistes et les vendeurs de baumes en plein vent y tombaient comme des nuées d'oiseaux de proie. On rougit de penser que les noms des opérations de grande chirurgie, comme la herniotomie, l'abaissement de la cataracte et l'extraction des calculs vésicaux, étaient affichés sur leurs barraques, et qu'on amorçait le client par la représentation de farces honteuses Les vieillards de nos petites villes se rappellent encore de l'arrivée de ces audacieux charlatans qui, avec la permission de M. le Sénéchal, montaient sur des tréteaux devant l'église, et à la sortie des offices ouvraient devant la foule ébahie des atlas enluminés de planches anatomiques, entourés de bocaux d'esprit de vin, dans lesquels nageaient des vipères, et exploitaient largement la crédulité populaire, en pratiquant des simulacres d'opérations, et en débitant à bon marché des remèdes pour tous les maux.

A différentes reprises, le parlement de Bretagne, assailli de plaintes, avait tenté de proscrire cette chirurgie errante : la coutume locale prévalait. Dans une question de ce genre, un officier de juridiction inférieure, par une simple permission, autorisait l'abus, et avec lui le scandale.

La charte des apothicaires de Vannes, on ne l'a pas oublié, avait pris ses mesures contre les vendeurs d'orvietan et autres *passe-volants*, mesures aussi sages qu'énergiques, gravées dans l'article 14 de leurs statuts. Quant aux chirurgiens, réunis aussi en corporation, ils n'avaient pas un mot contre la concurrence illicite et ses dangers. Ils acceptaient la situation, en courbant la tête; attitude humiliante, qui ne s'explique guère que par la conscience qu'ils avaient de leur impuissance et de leur infériorité dans l'art, et témoigne de l'état de décadence où se trouvait la chirurgie de la province.

Nous aurions un long chapitre à écrire, s'il nous fallait retracer tous les procès de nos chirurgiens avec leurs clients, au sujet des honoraires. Nous avons eu dans les mains plus d'une pièce qui témoigne que le malheureux barbier ne voyait que trop souvent sa note contestée par des héritiers rapaces. Il n'avait dès-lors d'autre ressource que d'assigner les débiteurs devant la justice. Les procès s'entamaient à la grande joie des procureurs, qui ne lui épargnaient ni les plaisanteries ni les sarcasmes.

Citons deux exemples.

Le 25 novembre 1651, un certain Pierre Leyondre, assisté de son avocat, comparait devant le présidial de Vannes, et demande « à estre » payé par prefferance de la despance extraordinaire que le feu sieur » de Villiers a faicte pendant la malladye de laquelle il est debcedé, et » particulièrement pour les restorans qui lui estoient ordonnés par » les médecins. »

Quelle était cette dépence extraordinaire? et de quoi se composaient ces restaurans? — La plaidoirie de l'avocat nous renseigne à ce sujet. « En chacun desquelz entroient deux perderis, un gigot de mouton, » un chappon et jarret de veau, ainsin que la dite despance sera esti- » mée par les chirurgiens et appoticquaires quy les ont ordonnés et » veu fournir, desduict environ dix à douze perderis que la femme » du dit Bigot de Villiers a acheptés par cinq à six fois... !

» Ces préparations de *restorans* ont été fournis à Bigot de Villiers » *quatre ou cinq fois par chacquune sepmaine*, ajoute le demandeur. »

Ce passage, extrait textuellement de la procédure, donne à réfléchir. A Vannes, vers le milieu du XVIIe siècle, les *restorans* étaient toujours en faveur, et les apothicaires avaient souvent sur leur table des perdrix, des lièvres et des volailles de tout genre, dont ils n'envoyaient que le bouillon, sous forme de consommé, au malade.

Le deuxième exemple est emprunté à une liasse détachée d'un dossier de la juridiction de Josselin, il y a de cela plus de cent ans (1753). *Un vénerable et discret ecclésiastique*, Jacques Diavet, a été soigné par un maître chirurgien, Guenaël Le Bour; si bien soigné qu'il en est mort.

Le pauvre praticien-barbier adresse sa note aux héritiers suivant la coutume; note bien modeste à coup sûr : 15 livres, 15 sols!

Les héritiers refusent de payer. De là procès. Les assignations pleuvent comme grêle; une des pièces de la procédure constate qu'il n'y eût pas moins de quatorze plaidoiries (à raison de 8 sols chaque *plaidé*) et plusieurs mémoires.

L'avocat des héritiers, dans sa réponse *aux moyens d'opposition du chirurgiens*, dissèque la note de ce dernier, avec un acharnement inouï.

« Il faut, dit-il, être chirurgien avide comme le demandeur, qui se » voïant débarassé du soing de tous ses malades poursuit à outrance le » deffendeur pour se procurer le paiement d'une modique somme de » 15 livres 15 sols, qu'il prétend lui être due pour avoir traité le » sieur Diavet en sa maladie de mort. »

Voyez *l'excès de son mémoire*, continue l'avocat!

Par l'art. 1er, il demande 10 sols *pour une prise de confection d'hyasainte*. N'est-ce pas moitié trop cher? *mais on veut bien luy passer* 6 *sols pour empescher sa piaillerie.*

Article 2. Il demande pour *une portion cordialle* 40 *sols; on veut bien luy en passer* 20, *et c'est encore la moitié plus qu'elle ne vaut.*

Article 5. Il veut avoir 15 sols *pour un lavement raffraichissant.*

L'avocat fait remarquer que ce clystère n'ayant été composé *que d'un peu d'eau de rivière*, et d'un autre côté, comme les *confrères ne prennent que* 5 *sols pour pareille chose*, *on veut bien lui en accorder* 6.

Plus loin, article 6, on lui passe *un pot de tisane* à dix sols, *parce qu'on suppose* qu'il l'a faite chez lui.

Article 7. Autre lavement, pour lequel le chirurgien demande 15 sols. *Si on luy passe* 6 *sols, la décoqution ayant été faite chez le malade, il doit être bien content.*

Article 10. *Une médecine douce* : 40 sols. *Il faut s'en rapporter à la douceur qu'il donne à la médecinne, présumant bien que ce n'est qu'un peu de manne.* Vous aurez 20 sols au lieu de 40, M. le chirurgien.

Enfin 15e article. C'est une *médecine. Sans entrer dans la composition, on se contentera d'entrer pour quelque chose dans le prix. Il demande* 2 *livres. En luy en passant* 30 sols, *on croit les luy payer trop.*

Total 9 livres, un sol, *au lieu de* 15 *livres*, 15 *sols.*

Si le demandeur ne se contente pas de cela, la justice aura les preuves de *son peu de bonne foy, car on peut dire avec justice que ce mémoire est un véritable mémoire d'apothicaire*. (Plaidoirie de Me Martin, procureur, contre Me Robin).

Vers la moitié du XVIIIe siècle, les chirurgiens de nos villes bretonnes devaient avoir des démêlés avec une autre sorte de concurrents. La chirurgie militaire avait fini par s'organiser assez régulièrement. Les officiers de santé de l'armée, attachés aux régiments de terre où à la marine, lorsqu'ils étaient en garnison dans les villes, trouvaient commode de cultiver la clientèle, au préjudice des praticiens indigènes. Ceux-ci avaient toute raison de vouloir supprimer ce qu'ils regardaient comme une atteinte grave à leurs privilèges. De là des tiraillements interminables et des procès. La communauté des maîtres chirurgiens, que nous savons n'avoir jamais été très prospère, se défiait de ces nouveaux concurrents, qui, avec le prestige de l'uniforme et la réputation d'une expérience acquise pendant les guerres, employaient les loisirs de la vie de garnison à dérouter la clientelle des praticiens de la localité.

La discorde fut au comble, vers l'année 1768, à propos d'un sieur Castaignet, chirurgien des armées du roi à Vannes. La communauté des maîtres chirurgiens donna procuration à son honorable prévôt, Me Legof, pour entamer les poursuites contre le chirurgien militaire. Il y eut des mémoires pour et contre. Les procureurs et avocats des parties plaidèrent devant MM. les juges du présidial. La cour, par un jugement sévère, donnant gain de cause à la corporation, défendit à l'officier de santé Castaignet d'exercer la chirurgie dans la ville et fauxbourgs de Vannes, « et dans l'estendue du district de la communauté des maistres chirurgiens, sur autres que les officiers, soldats et particuliers dépendants ou attachés aux différents corps de troupes du Roy, jusqu'à ce qu'il ne se soit conformé à ce que prescrivent les statuts sous peine de 500 livres d'amande. »

VII.

Le Chirurgien juré devant la justice. — Procès-verbaux ; expertises. — Rapports avec l'autorité ecclésiastique.

Jusqu'ici nous n'avons rencontré le chirurgien devant les tribunaux que dans des affaires où sa personne était en cause, en qualité de plaideur, et même en qualité d'inculpé dans de scandaleux procès, d'où il ne sortait pas toujours sans tache.

Dans d'autres occasions que celles-ci cependant, le chirurgien s'avançait à la barre, c'était lorsqu'il s'agissait d'éclairer les juges sur des faits de sa compétence. Ceci nous conduit naturellement à nous enquérir de lui dans ses rapports avec la justice. Où en était la médecine légale en Bretagne, et à Vannes particulièrement, du temps des chirurgiens-barbiers? La question est intéressante. Pour se former une opinion, il fallait dépouiller un nombre respectable de documents empruntés aux dossiers criminels de notre pays; j'ai accompli ce travail ingrat, et on me croira, quand j'affirmerai, à l'honneur de mon siècle, qu'il y a une immence distance entre l'art défectueux de faire des rapports en justice que pratiquaient les chirurgiens de Vannes, et la médecine légale de nos jours. Du reste, que pouvait-on attendre de ces chirurgiens-barbiers que nous avons vus à l'ouvrage? Quelles connaissances positives avaient-ils en anatomie et en physiologie? Partant, quelles garanties de savoir et d'habileté dans les opérations qui leur étaient confiées? Il nous faudra bien résister à la tentation d'accumuler ici des extraits de toutes les pièces que nous avons compulsées, et nous nous contenterons de prendre au hasard, dans les archives, deux ou trois rapports ou procès-verbaux de chirurgiens jurés de la corporation de Vannes, non pas tant pour donner une idée de leur science douteuse, qui nous est connue, que pour offrir au lecteur, avec ces incroyables échantillons de style scientifique de l'époque, des preuves authentiques de la façon grotesque dont ils estropiaient la langue française.

En recherchant bien, et en y mettant de la persévérance, nous aurions peut-être trouvé dans les cartons poudreux des anciennes procédures, des exemples curieux du rôle que les magistrats faisaient jouer aux chirurgiens appelés à les assister dans l'administration de la question. C'était le chirurgien qui comptait les battements du pouls du patient, auquel on devait conserver le plus de vie possible dans le but de multiplier et prolonger ses tortures. Nous aurions vu le chirurgien, requis, de concert avec les matrones, par les tribunaux civils ou ecclésiastiques, expert dans ces ignobles épreuves, désignées sous le nom de congrès, où deux époux devaient justifier des motifs d'une séparation demandée à la justice. On connait le scandaleux procès du marquis de Langey en 1659, et l'arrêt solennel du parlement de Paris en 1677, qui abolit cette épreuve immorale. Nous aurions vu aussi le chirurgien figurant dans les enquêtes odieuses de sorcellerie, observant les crises des possédés, et chargé de leur percer le corps avec des aiguilles, comme fit le chirurgien Mannouri pour Urbain Grandier, opérations atroces qui avaient pour but de relever les points insensibles, marques de la griffe du diable. Mais à quoi bon? Toutes ces horreurs sont connues. Le moyen-âge en est plein. Le mérite d'en signaler dans l'histoire de notre pays ne compenserait pas la peine qu'on se serait donnée pour exhumer les détails les plus révoltants. Si nos archives bretonnes renferment des procès de ce genre, que leurs procédures y restent à jamais enfouies avec les noms des chirurgiens qoi s'y trouvent impliqués! A ceux qui en auront le courage, je conseille de relire la procédure relative au prêtre Urbain Grandier. Qu'on relise encore l'histoire plus récente des convulsionnaires jansénistes, et le récit de ces scènes honteuses où des chirurgiens pêle-mêle avec des ecclésiastiques et des hommes du monde excitaient des femmes hystériques à souffrir d'abominables supplices, et réjouissons-nous en pensant que, dans notre siècle, des dévots fanatiques ne trouveraient pas un médecin sensé qui osât attester des miracles et des guérisons surnaturelles du genre de ceux que Mgr Languet, archevêque de Sens, flétrissait dans son instruction pastorale de 1734.

Dans le principe, la justice de Bretagne s'adressa sans doute indistictement aux maîtres chirurgiens et aux médecins, pour l'aider dans ses enquêtes. Puis on vit de bonne heure la nécessité de choisir les uns de préférence aux autres. Les sénéchaux des villes désignaient eux-mêmes les hommes de l'art auxquels on aurait recours; les honoraires n'étant pas à dédaigner, la place était recherchée par plusieurs. En 1673, Louis XIV donna pouvoir à ses premiers médecins de commettre par toutes les villes et autres lieux de son royaume, un ou deux chirurgiens pour *les rapports, visitations des corps morts, blessés, mutilés, noyés, prisonniers et autres qui se font par autorité de justice.*

L'édit de 1692 portait création de deux chirurgiens-jurés aux rapports pour la ville de Vannes. Ces charges, que le gouvernement n'avait accordées que moyennant paiement, étaient vénales, et nous les voyons dans la suite l'objet de trafic entre les mains des veuves ou des enfants des chirurgiens décédés. Les deux premiers maîtres chirurgiens qui furent jurés aux rapports en vertu de l'édit de 1692, à Vannes, se nommaient François Bertin et Claude Huet.

Le premier rapport en justice que j'extrais des archives, est signé par deux maîtres chirurgiens jurés de Vannes, Jan Querio et Pierre Guilloux; sa date est du mois de novembre de l'année 1743. Voici à quelle occasion les magistrats en eurent besoin.

Un perruquier et sa digne épouse soupaient un soir en compagnie de quelques amis, entre autres une sage-femme; lorsque, le liquide venant à manquer, on envoya quérir deux bouteilles de vin de Nantes, chez le cabaretier voisin. Sur ces entrefaites la porte du logis est poussée avec violence et trois *commis aux devoirs*, les rats de cave de l'époque, se précipitent dans la salle et, sous prétexte de fraude, veulent se saisir des bouteilles. Le maître perruquier, irrité de cette violation de domicile, verrouille la porte, et s'armant bravement d'un fer à friser, fond sur les assaillants; sa femme leur déchire le visage avec ses ongles, et les prend aux cheveux. Les jeunes gens font usage de leurs épées et de couteaux. Bref, la compagne du perruquier Duclos est gravement blessée, et reste sur le carreau, baignée dans son sang.

Le pauvre perruquier porta plainte à M. le lieutenant de police, qui refusa de donner suite à une affaire où des employés d'administration étaient compromis. Maître Duclos adressa dès-lors ses réclamations au parlement de Rennes, qui ordonna d'en instruire. Les maîtres chirurgiens jurés, Querio et Guilloux, reçurent pour mission de fournir un rapport et de donner leurs conclusions sur les blessures. La pièce est annexée à la procédure; il faut la citer textuellement avec son orthographe, et s'épargner tout commentaire inutile.

« Nous soussignés chirurgiens-jurés du roy pour les raports en chirurgie à Vannes, certifions que ce jour deuxième de novembre 1743, environ les deux heures du matain, nous avons esté requis de Bertrand Duclos, maistre perruquier, demeurant rue Saint-Jacques, paroisse Saint-Pierre, où nous avons montés au premier estage, et antré dans une chambre donnant sur la rue, où nous avons trouvé mademoisel Rose Dufeille, espousse dudit Duclos, guisant au lite avec fièvre, lequel nous a requis de la visitter et de lui raporter estat et procès-verbal des excès comis en sa personne.

» Nous lui avons remarqué à la main droite une apareille apliqué par le sieur Hervé, maistre chirurgien de cette ville; après qu'il a levé seullement l'apareille du doigts indice de la main droite, nous avons remarqués une playes tranchante situé à la parties interne de figure oblique ocupent le premier et segonde falange, à compter de l'extrémité dudit doigt, ayant de largeur d'une grosse espaingles penetrant les téguments; n'ayant pu lever l'apareille mise à la même main d'une blessure, attandu qu'il est arrivé une hémoragie, ce quy nous a obligé à remestre à demain... (Visite du lendemain)... Après l'apareille levé par le sieur Hervé, son chyrurgien, nous luy avons remarquées une playes tranchante de figure transverse, situé à la polme de la main droite ocupent en partyes les muscles palmer, et en partyes le muscle tenar du poulce de ladite main, ladite plaie penetrant en partie le muscle tenar et a ouvert une branche de l'arter cuqbital, ce qui a occasionnée une grande emoragie, avec inflammations à toute la main.... ; tous lesquels excès nous paroissent avoir esté foite depuis les deux jours environs..... et il apartient pour ces traitemans la somme de 36 livres, sans comprendre les aliments ny les acsidens qui pourroient survenir. » (Novembre 1743).

Signé : GUILLOUX, KRIO.

Reçu six livres, huit sols chaque.

2° AUTRE RAPPORT FOURNI A LA JUSTICE PAR LES MAITRES CHIRURGIENS, AU SUJET DE COUPS ET BLESSURES.

« Nous soussignés Pierre Guilloux et Jan Krio, chirurgiens jurés à Vannes pour les rapports en chirurgie, certifions avoir esté requis de visiter et raporter estat et procès-verbal des excès comis dans la personne d'Etienne Le Roux, paludier..... ; le visitant nous luy avons remarqué une playe conteuse scituée à la partie moyenne et antérieure du front de la largeur à y introduire le bout du doigt, pénétrante au crâne avec découverture d'os de la largeur d'un petit denier, tous lesquels excès nous paroissent avoir esté foits depuis les cinq jours environs et causé par coup de teste de hache ou de marteau, ou autre chose semblable, et ne pourra ledit Etienne estre parfaitement guery que dans 45 jours ou environs...

» Il apartient pour ces traitemens la somme de 30 liv. sans comprandre les aliments ny les acsidents qui pourroient survenir. (Vannes 1743).

Signé : GUILLOUX, KRIO. »

C'est encore aux archives du présidial de Vannes (B. 1232) que nous allons chercher la trace d'un évènement tragique, qui eut lieu en l'année 1749, et sur lequel, malgré le procès-verbal des hommes de l'art, il est permis de faire des réserves.

Un certain Folleville, homme marié, et valet de M. de Kcadio, vint à décéder precipitamment; rumeur dans le public. Des soupçons graves tombèrent sur le seigneur, qui fut accusé d'avoir maltraité son domestique et causé la mort.

La veuve du défunt déposa une plainte, affirmant qu'après avoir reçu des coups, son infortuné mari s'était mis au lit et n'avait pas tardé à mourir.

Le présidial de Vannes, saisi de l'affaire, chargea trois hommes de l'art de la localité de pratiquer l'autopsie, et de faire un rapport : un docteur en médecine, Jean Guetan Defaye, et deux chirurgiens-barbiers, Jean Krio, et Jacques Le Maguedec; le 2 janvier 1749, nos trois experts se rendirent au cimetière de la paroisse des Lisses, et pratiquèrent l'exhumation.

Nous transcrivons ici le passage capital de ce rapport. Sa lecture laisse deviner qu'il a été écrit et probablement rédigé en entier par le chef de la compagnie, par le vénérable docteur. Si cette pièce curieuse tend à établir que le seigneur de Kcadio n'a été pour rien dans la mort de son valet, elle est loin de donner une idée suffisamment claire du genre de mort auquel il a succombé. Nous pouvons même ajouter que la science moderne ne se rend guère compte des étranges lésions constatées à l'autopsie par les experts, et ne prend pas pour des raisons les théories alambiquées qui servent de fondement aux conclusions.

Citons donc textuellement, et ne changeons rien à l'orthographe :

« Le crâne scié et levé, avons trouvé les vaisseaux du cerveau engorgés d'un sang noir livide, et les deux lobes du cerveau dans leurs partyes supérieures gangrénés.

L'ouverture de la poitrine faite, avons trouvé les lobes du poumon engorgés et distendus par un sang noir épais, grumeleux, et toutes les autres parties contenues de la poitrine mortifiées.

Procédant au dernier lieu à l'examen des parties du bas-ventre, les avons trouvées mortifiées, gangrenées, principalement l'estomac, l'épiploon et partie des intestins, les autres parties d'état naturel.

De l'examen et observation de l'engorgement des vaisseaux du cerveau par un sang noir, livide premièrement, en second lieu, de la distention et d'un mesme engorgement des vaisseaux du poulmon, et de la mortification des parties internes de la poitrine, et enfin de l'examen des parties mortifiées et gangrenées, tant de l'estomac, de l'épiploon que de partie des intestins, il résulte que le susdit Jan Folleville était mort précipitamment.

La cause de sa mort a été une fièvre maligne très aiguë inflammatoire, qui ayant communiqué au sang son caractère de malignité et d'inflammation, de même qu'aux autres liqueurs et s'étant répandu dans toutes les parties et lieux que nous avons trouvés enflammés et mortifiés, et gangrenés; et le sang enflammé ayant engorgé les vaisseaux, il les a distendus, si est coagulé, granulé, a produit la mortification et enfin la gangrène, et les fonctions naturelles étant abolies par la perte de leur exercice, la mort du susdit Folleville a dû être précipitée, et l'a été effectivement. »

Certifié véritable :

DEFAYE, *Médecin du roy*,

KRIO et LE MAGUEDEC, *Maîtres chirurgiens-barbiers de la communauté des maîtres chirurgiens de Vannes.* (2 janvier 1749).

Voilà un curieux spécimen de la séance médico-légale, mise en pratique, il y a un peu plus d'un siècle, par les hommes de l'art de Vannes; et ces tirades débitées sans rire, sur les causes prochaines ou éloignées de la mort de ce valet n'ont-elles pas dû éclairer, d'un jour éclatant, la conscience des respectables magistrats chargés de juger l'affaire.

Terminons par un procès-verbal d'autopsie, rédigé par un chirurgien juré d'Auray, auquel on a adjoint un maître apothicaire de la même ville. Il s'agit d'un meurtre.

« Nous Dréano Joseph, maistre chirurgien juré aux rapports de la juridiction d'Auray, et Julien Lannier, maistre apothicaire juré, requis *pour visiter un cadavre mort du jour précédent*, nous avons veu deux playes transversalles l'une s'estendante de la suture lambdoïde supérieure jusqu'à la suture temporalle, l'autre de la suture lambdoïde inférieure jusqu'à la partie moyenne du parietalle gauche, avec aspérités desdits os paroissants au travers desdittes playes, ce que nous avons fait veoir à MM. les juges;..... ayant fait l'incision crucialle au cuire chevelleux, avons trouvé le péricrane déchiré et confondu avec les os et la dure-mère, et la substance corticalle du cerveaux, et entière division en plusieurs morceaux de l'os occipital et pariétal gauche jusqu'à la première vertèbre, nommée athælas, et jusqu'à l'os phénoïde. (Auray, 1743).

Signé : DRÉANO et LANNIER. »

La seule remarque qui mérite d'être faite est celle-ci : à Vannes, il y a plus de cent ans, le rapport d'un chirurgien-juré en matière criminelle, est taxé à la somme de six livres huit sols, c'est-à-dire que, comparativement à la valeur actuelle de l'argent, ces six livres huit sols représentent une somme plus que double. Aujourd'hui le médecin expert n'a droit qu'à 3 francs pour chaque visite, y compris le premier pansement, en vertu du tarif fixé par le décret du 18 juin 1811. La justice est moins généreuse.

La justice n'était pas la seule à réclamer le concours des maîtres chirurgiens. Elle leur confiait des missions dans l'intérêt de l'ordre social et de la sécurité publique. Nous avons vu comment ils s'en acquittaient. Si leur science était peu étendue, du moins ils remplissaient leur devoir avec la plus entière bonne foi et sous le sceau du serment.

L'Église aussi avait prise sur eux, et, à certaines époques, elle s'était cru en droit de leur imposer des obligations qui avilissaient leur conscience au profit de l'intolérance religieuse. Par une déclaration du 8 mars 1712, déclaration qui n'est que la traduction d'une ordonnance de Monseigneur l'archevêque de Paris (1707), et qui va de pair avec les abominables persécutions qui suivirent la révocation de l'édit de Nantes, le vieux roi intimait l'ordre aux médecins et aux chirurgiens d'avertir leurs malades d'avoir à se confesser, et leur défendait de continuer leurs visites au-delà du troisième jour, si ceux-ci ne présentaient un certificat de confession.

Les peines qui frappaient les hommes de l'art étaient cruelles : trois cents livres d'amende pour la première infraction ; interdiction pendant trois mois au moins en cas de récidive, et pour la troisième fois, ils étaient déclarés déchus de leurs degrés, et leur diplôme annulé.

Tel était le châtiment qui, au commencement du XVIIIe siècle, menaçait le chirurgien assez honnête homme pour continuer ses soins à son semblable, quand l'intolérance lui ordonnait de le laisser mourir sans soulagement.

Au nom de l'humanité et pour l'honneur du corps, nous aimons à croire que la conscience du plus grand nombre se révolta intérieurement de ces prescriptions impitoyables, et prit l'engagement devant Dieu de leur désobéir.

Puisque nous avons promis de retracer ici fidèlement les traits saillants du chirurgien-barbier de Bretagne, nous ne devons pas omettre que son témoignage et sa science étaient quelquefois appelés à entraîner des décisions graves dans l'ordre religieux. S'agissait-il d'appuyer ou de contrôler des faits prétendus surnaturels, comme des guérisons miraculeuses, on avait recours à son autorité. S'agissait-il de faire constater l'authenticité de reliques vénérées, le chirurgien était encore utile, et sa main profane quittait le rasoir pour toucher des ossements saints que personne n'avait le droit de toucher. Je ne veux pas savoir si plus d'une fois il fut le complice involontaire d'erreurs ou de pieuses fraudes commises. Les problèmes qui sont posés en matière d'exhumation ressortissent de l'anatomie, et sont hérissés de difficultés. Rien donc d'étonnant que ces pauvres praticiens, par ignorance de la science à laquelle ils devaient leur nom, de la science qui n'était pas faite, aient été souvent embarrassés et aient contribué à embarrasser ceux qui les consultaient. Rien d'étonnant aussi que dans plus d'une circonstance grave leur opinion, exprimée sous la foi du serment, ait influé sur des déclarations solennelles.

Pris en masse, le corps des chirurgiens-barbiers de France était d'une insuffisance notoire en anatomie humaine; qu'était-ce donc que leur savoir en anatomie comparée? c'est à peine s'ils en soupçonnaient les rudiments. Aussi vit-on sous Louis XIII les maîtres chirurgiens, ayant à leur tête François Habicot, discuter pendant plusieurs années pour prouver que des ossements gigantesques de mastodonte appartenaient au squelette du roi des Cimbres. Si les chirurgiens du collége de Saint-Côme étaient de cette force, qu'étaient donc les obscurs chirurgiens-barbiers de Bretagne, qui n'avaient pas à leur portée, pour s'instruire, les leçons de la Faculté et les amphithéâtres anatomiques?

Dans le cours de ces recherches, nous n'avons pas cessé de sentir l'influence de deux courants contraires : le plaisir très réel de pénétrer en curieux dans les recoins oubliés d'une profession qui n'a plus d'analogue dans la société moderne, et la crainte de paraître outré en crayonnant des portraits, ou en racontant des détails inconnus aux travaux de pure archéologie. Pourquoi l'apothicaire et le chirurgien-barbier, comme Janus, s'offrent-ils toujours avec deux faces, l'une sérieuse, l'autre plaisante? C'est à Molière et à Beaumarchais qu'il faut le demander; leurs railleries en ont fait des personnages immortels. Mais tel n'est pas le but de l'historien. Bien qu'il nous soit arrivé plus d'une fois de rire de bon cœur, tant la lecture de certains documents prêtait à rire, nous n'avons pas poussé la vanité jusqu'à rougir de ces singuliers ancêtres que l'histoire donne à la chirurgie contemporaine.

Il est bien vite fait de jeter sur la scène un pauvre hère en costume de figaro, papillonnant dans sa boutique à l'enseigne des bassins pendants, et exposant à ses fraters une leçon de barbe et de saignée.

La plaisanterie a des bornes. — Après tout, ces joyeux traits sont des effets de perspective. Leurs contemporains, qui vivaient dans la même cité, et qui à toute occasion réclamaient leurs services, ne les envisageaient pas du même œil que nous. Le sourire nous vient sur les lèvres, dès qu'on prononce le nom de l'apothicaire ou du barbier; mais il en serait ainsi si aujourd'hui nous voyions passer dans la rue un Sénéchal de l'ancien régime, habit de velours, culotte courte, perruque poudrée, et larges souliers à boucles d'argent; ou encore un procureur en lunettes vertes, se dirigeant le nez au vent vers le présidial, suivi d'un gratte-papier portant un ballot de sacs de procédure. Sommes-nous bien sûrs que dans un siècle, nos arrière-neveux ne s'amuseront pas à chercher la trace de nos pas dans les archives, et ne traiteront pas de triviales nos pratiques les plus habituelles.

Autres temps, autres mœurs. Ne soyons pas injustes envers le passé. C'est sur cette pensée que nous voulons terminer cette étude. Nous le disions dans une brochure antérieure : toute science a ses origines modestes. Depuis le XVIe siècle, trois hommes considérables ont illustré l'art chirurgical en France : Ambroise Paré, Jean-Louis Petit, et presque de nos jours, Boyer; tous les trois avaient fait leur apprentissage chez de pauvres barbiers, avant de devenir les premiers chirurgiens de leur époque.

www.ingramcontent.com/pod-product-compliance
Ingram Content Group UK Ltd.
Pitfield, Milton Keynes, MK11 3LW, UK
UKHW020211200726
13856UKWH00004B/1313